LEAN IN
15

分钟轻松瘦
之**转变计划**

（英国）乔·威克斯◎著　　孔令杰◎译

海南出版社

HAINAN PUBLISHING HOUSE

LEAN IN 15

By Joe Wicks

First published 2016 by Bluebird Books, an imprint of Pan Macmillan, a division of Macmillan Publishers International Limited. Rights Arranged through Peony Literary Agency.

版权所有　不得翻印

版权合同登记号：图字：30-2016-034 号

　　图书在版编目（CIP）数据

　　15 分钟轻松瘦 /（英）乔·威克斯（Joe Wicks）著；

孔令杰译 . -- 海口：海南出版社，2017.1

　　书名原文：Lean in 15

　　ISBN 978-7-5443-6947-3

　　Ⅰ . ① 1… Ⅱ . ① 乔… ② 孔… Ⅲ . ① 减肥 – 基本知识

Ⅳ . ① R161

　　中国版本图书馆 CIP 数据核字 (2016) 第 297789 号

15 分钟轻松瘦

作　　者：（英国）乔·威克斯 (Joe Wicks)

译　　者：孔令杰

监　　制：冉子健

策划编辑：周　萌

责任编辑：孙　芳

责任印制：杨　程

印刷装订：三河市祥达印刷包装有限公司

读者服务：蔡爱霞

海南出版社　出版发行

地址：海口市金盘开发区建设三横路 2 号

邮编：570216

电话：0898-66830929

E-mail：hnbook@263.net

经销：全国新华书店经销

出版日期：2017 年 1 月第 1 版　　2017 年 1 月第 1 次印刷

开　　本：787mm×1092mm　　1/16

印　　张：14.25

字　　数：200 千

书　　号：ISBN 978-7-5443-6947-3

定　　价：79.80 元

推荐序 1

　　当我看到乔·威克斯的《15分钟轻松瘦》时，我是带着好奇的心理的。乔·威克斯有跟我相似的在网上教人健身的经历，都想把健康的生活方式带给更多的人。我当初通过自己拍的一系列视频让4分钟高强度间歇的健身方法在中国广为流传，让很多人能在短短的4分钟内不用任何器械也能得到很好的锻炼效果。但我只敢说4分钟健身，不敢说4分钟瘦身。是什么方法能让你15分钟轻松瘦呢？

　　读完之后才发觉乔·威克斯的切入角度——饮食——太妙了。很多人都听说过"三分练，七分吃"。想要瘦身，光训练是不够的，还必须配合科学健康的饮食。

　　很多人也想吃得健康，但不知道怎么做健康餐，或者没有时间做健康餐。很多营养学书理论太高深，不容易懂，让很多人对健康营养餐望而生畏。《15分钟轻松瘦》只讲一些基础的营养知识，把更多的时间用来介绍简单、实用的健康餐的做法。这里的多数健康餐都能在15分钟内完成。你不需要懂太多的营养知识，照葫芦画瓢也能做出属于自己的健康餐。这本书里介绍的多是西餐的做法，但是做法非常简单。西餐做法非常有利于学习饮食搭配原则，控制能量摄入，跟着做过几道菜后，你可以灵活变通地搭配做出适合自己的健康餐。

现代食品加工业和餐饮业追求的是口味与销售量第一，不是健康与营养第一。要吃得健康，我们还是必须自己掌握。一个人如果平均每天花2小时吃饭，人一生中吃饭的时间大约为5万多小时，占到我们醒着的时间的近八分之一。每天花15分钟时间为自己或家人做一顿健康餐非常值得。

腹肌不是在健身房里练成的，腹肌是吃出来的。养成健康的饮食习惯，好体型只是副产品。

Mike Ling （凌云）

FitTime 即刻运动 创始人兼CEO

中文原创健身视频第一人

从1999年加入健身行业开始，我每天的工作就是寻找不同的方法和计划，帮助更多的人摆脱不良的生活习惯，帮助更多人建立正确的训练和饮食习惯！

我阅读过很多健身类书籍，很多都很专业，但对于多数的健身入门人群（小白）来说都太难了，而这些小白们需要的不只是一份健身计划，或某个健身大神的秘密武器，他们更多的是需要从点滴的生活习惯开始改变，例如每天不同的"15分钟"开始，慢慢改变自己。罗马不是一日建成的，你的肥胖也不是一日导致的，不要指望着有捷径！我曾经不只一次讲过：除了抽脂，能承诺你极速减脂的，在我们这一行不是骗子就是屠夫！所以，减脂（我指的不是减体重）是一个慢活，很多人失败或反复是因为你太急功近利了！

《15分钟轻松瘦》是要告诉你，如何从每天简单的15分钟改变你的习惯。它并不是告诉你减脂瘦身有捷径，而是从每天两个15分钟开始，改变你的生活方式。看看科学的饮食习惯是否可以帮助你更好的控制食物的热量。我个人在日常工作中是比较喜欢引导我的会员慢慢开始使用西式的饮食习惯和方式，这样食物的量可控，烹饪方法即简单又健康，不会因为调味料而额外增加热量的摄入。这也是我推荐此书的原因，希望可以便于大家自我管理。

《15分钟轻松瘦》有三部，这是第一部——转变计划，先从点滴行为模式的改变开始，帮助你摆脱错误的观念和陋习，走上正确的减肥道路！后面还会有更详细的塑身计划和维持计划。

最后，给大家一些运动建议，这里只是让那些从没运动过或不爱运动的人先能够动起来，但我建议大家必须先充分了解自己的身体，这种高强度间歇训练需要从最基础的运动模式开始，不必强求，也不需要从一开始就让你的心率直冲云霄，就像我在一开始所说的，慢慢来！

奥运私人教练　沈韦羲
隽体DNA健身私教工作室 创始人

CONTENTS 目录

///

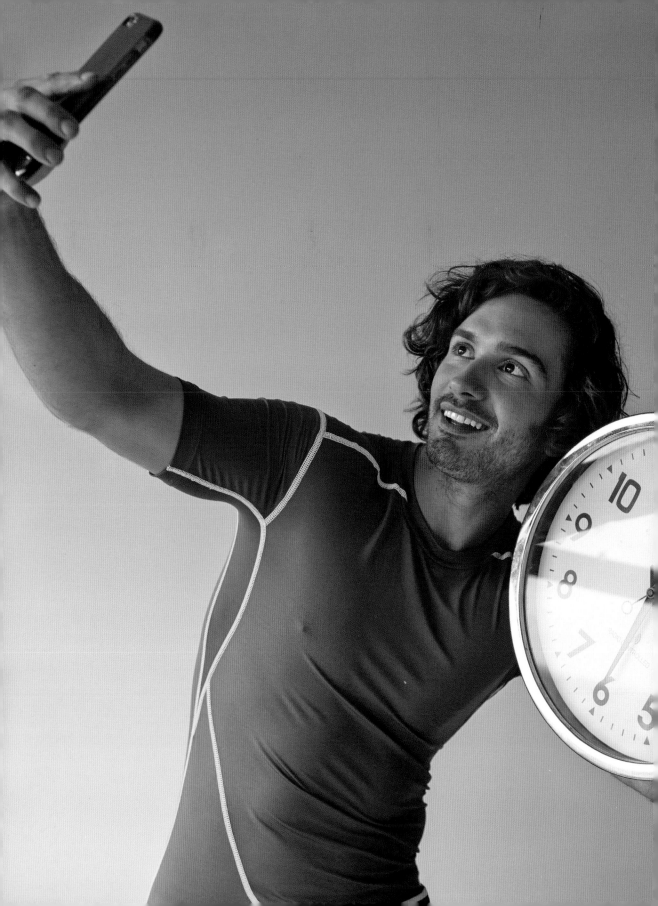

关于我

　　早在 2014 年，我在 Instagram（一款照片分享应用）上面发出了我的第一段"15 分钟轻松瘦"（#Lean in 15）视频，那时，我绝对没有想到，这会成为我现在写出这本书的契机。起初，我只是将它作为一种厨房之乐，同时分享一些简单的食谱来帮助想要瘦身的人。

　　那时贴出的所有食谱都能在 15 分钟内搞定，而且，视频全长也只有 15 秒钟……由此，"15 分钟轻松瘦"就变成了这种瘦身方法的标签。一开始，我的视频无人问津，我的邻居还认为我是个疯子。他们经常听到我或唱或喊着"别胡扯，那是 15 分钟轻松瘦！"或是"哦，我的小小迷你树"（顺便说一句，那是我对西兰花的叫法）。

　　我的一些朋友认为这样做很不明智，他们说我应该继续进行私人教练工作，继续经营我的训练营——这是过去 5 年内我一直进行得很开心的事情。但是我做 15 分钟轻松瘦的时候自得其乐，所以无论如何我都会继续做下去。我经常在一天内就会上传多达 3 段视频，做菜的时候也会腾出手来录制视频，这花费了我很多时间和精力，但是我将每一餐都视

> 我将每一餐都视作分享一份新食谱的机会。

作分享一份新食谱的机会，这也是我继续下去的动力。

出乎意料的是，短短数月，就有成千上万来自世界各地的人对我亦步亦趋，他们根据我的食谱在家照做，还分享到网上。我想，这是因为我的食谱做起来便捷简易，再加上我的确乐在其中，才鼓舞了这么多人加入我的行列。

我的方法提倡的是微调生活方式，而不是严格遵守固定法则。我经常上传我外出就餐时大快朵颐的照片。我非常喜欢一种巧克力软糖——尽管想要好身材的人吃这个简直就是罪过。

人们对我的热烈反响令我有些受宠若惊，因为我的饮食习惯也不是一直都很完美，我也从没装作自己做得很好。实际上，我过去的饮食常常是很惊人的。我一直都刻苦锻炼，但我没有真正地做到营养膳食。如同大多数忙碌的人一样，我也懒得好好做饭，还将没时间作为借口。我经常吃麦片、三明治这类即食食物。这让我感到疲劳，但我只是将其视为正常现象。我会在我的学员面前喝碳酸饮料，拿巧克力当零食。在那段时间，我的身材没有多少改善，我一直没办法瘦下来。最后，我终于发觉，无论我多么辛苦地锻炼，不改善不良饮食习惯都无济于事。

大学毕业后我开始真正学习营养学知识，那时我才意识到，真正的好食物对于提高我的能量和改善我的体质是多么的重要。我了解到的知识越多，就越加努力开始改变我的身材。有了这种新的营养学知识和体会，我就有能力瘦下来并且保持住好身材。之后，我开始将我学到的知识运用到我的学员身上，他们的身材变化很快，效果显著。我帮助学员快速改变了身材，这使我这个私人教练很快就客满为患了。但是，我忙于两项训练营，所以每周只能帮助 100 人。这还不能使我满足，我想要帮助更多的人达成他们的目标，于是我将更多的精力放在了我的社交媒体上。我利用 Twitter、Facebook、YouTube 和 Instagram 在网上分享视频食谱、锻炼方法和文章等瘦身内容，直接就可以接触到成千上万的人。随着社交媒体上面关注我的人逐渐增多，我开始意识到，

> ❛ 我的方法提倡的是微调生活方式，而不是严格遵守固定法则。❜

瘦身饮食的现状是多么惊人。我每天都会收到大量信息，人们吃着各式各样令人厌烦的低卡路里减肥餐，但很快就被证明他们得到的减肥信息实在大错特错——而他们又那么想要减掉这一身肥肉。每天坚持锻炼 2 小时，摄入热量不得超过 1000 千卡，此类教条司空见惯。而让我感到遗憾的是，人们还在照着这样的方式生活，总是试图找到一条捷径，却从没得到他们想要的结果。很不幸，人们已经掉入了节食的桎梏，却离他们梦寐以求的好身材渐行渐远。在我看来，如今我们面临那么多饮食失调和身材肥胖的问题，这种减肥餐便是罪魁之一。人们已经坚信，减掉身体脂肪的唯一途径就是大幅减少卡路里的摄入来制造能量差——但这种唯一途径只会导致溜溜球效应（即减肥反弹，主要指"减了又肥，肥了又减"的不当减重过程，其过程就如在玩"溜溜球"一般，体重"上上下下"，无法达到预定的目标）和长期斗争，这不是一种健康的生活方式，不应该被视为规范。

　　一天，我在户外慢跑的时候，我决定要为此做些努力。我创建了一个在线营养膳食和身体锻炼计划，向人们传授合理的减肥知识，将他们从这种有害的不健康的节食中解救出来。我的目标是创建一种可持续计划，用美味的食物让人们更多地进食，更加有效地锻炼（还更加省时），同时还能燃烧脂肪。

　　每个人对热量的需求不同。而我的减肥餐是独一无二的；我独创了有针对性、选择性和灵活性的饮食计划，确保每个人能行之有效并且能将效果保持住。经过几个月的规划设计，90 天转化、塑形、保持身材计划（the 90 Day Shift, Shape and Sustain plan，以下简称"90 天 SSS 计划"）终于问世了。我利用社交媒体来推广这个计划，开始上传一些学员们"减肥前"和"减肥后"的对比照，以及书面的学员评价推荐。那时，对于我到底创造出了什么，我完全没有概念——而到今天，我也难以置信这个计划所取得的成功。但是，通过创建这个网络群体，我不知不觉中接触到了成千上万志同道合的人。网上预约报名的学员越来越多，我不得不暂离我的训

> 我的目标是创建一种可持续计划。

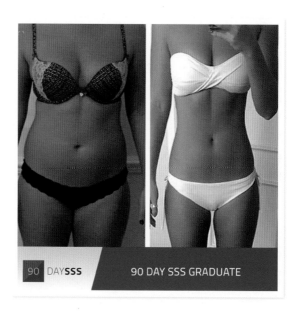

练营，最终我将所有的学员转给了一个朋友。如今我全身心投入线上工作，我的事业也正在走向全球。

起初，大多数报名的学员都来自英国，但后来世界各地的人都开始加入这个行列。远到澳大利亚、瑞典、新加坡和迪拜等国家和地区的人都开始听说"15分钟轻松瘦"，并报名参加我的90天SSS计划。一开始，我只是每周回复一些电子邮件，向他们发送一些计划，但早在我得知之前，每个月已经有成千上万的人报名，还有一组支持人员帮助指导学员减重。

我完全爱上了我现在所做的一切，尽管我与所有学员实际上都素未谋面，我真的为他们所有人感到骄傲，每天都会被他们所鼓舞。通过教授他们营养学知识，我让他们学会了控制体重，学会了以健康而又愉悦的方式达成他们的目标。

作为健身教练，我如今的使命是帮助更多的人。值得注意的是，我的线上事业不是一夜之间爆火的——它是有组织地发展起来的，是从零开始艰苦奋斗的结果。投资在一个素未谋面的人那里，需要的是大量的信任。我耗费了成百上千个小时来做互动、视频和推文，才建立起这种信任。无人问

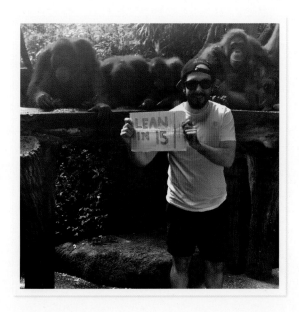

津的时候，我仍旧坚持分享、付出，终于，人们开始听到我的声音。

这就是关于我和至今为止我所做的事。我很激动可以跟你们分享我的知识和食谱。我希望你们能从这本书中找到乐趣，也希望你们能从中受到鼓舞，开始你们的下厨行动，"像总裁一样霸气地备餐"，获得你一直以来梦寐以求的身材。

Joe Wicks

健身教练　乔·威克斯

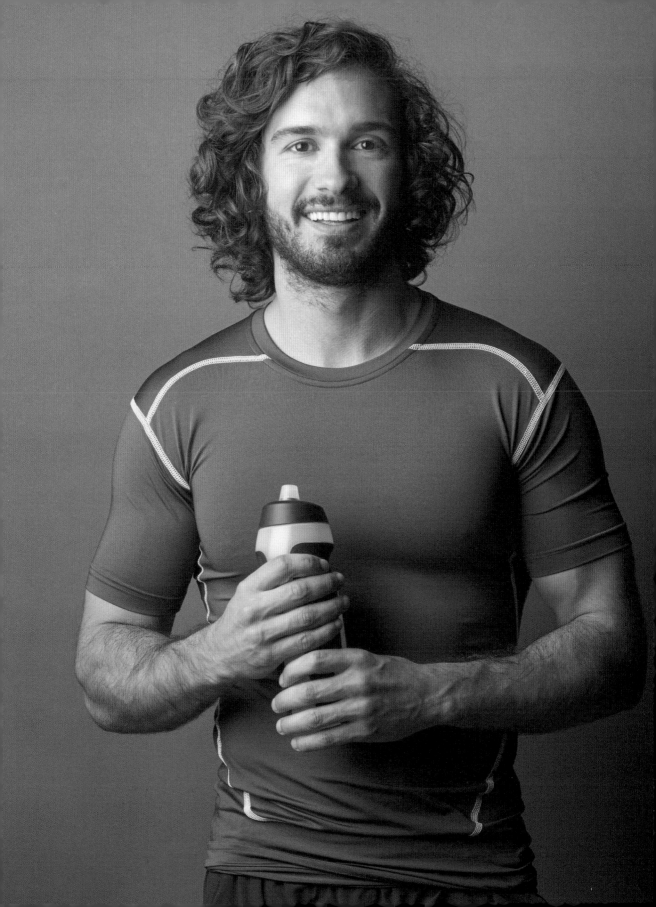

1

15分钟
轻松瘦
计划

Chapter

节食就是一场空！

> 只有令人愉
> 快和长期有效
> 的计划才能获
> 得成功。

节食不会奏效——至少不会长期有效。是的，一开始你的体重会有所下降，尤其卡路里会急剧下降，但你可能很快就会恢复以前的饮食习惯，这样下降的体重就会反弹。成千上万的案例告诉我，只有令人愉快和长期有效的计划才能获得成功。饮食计划要简单轻松，因为生活已经让我们"压力山大"了，我们无力每天都耗费数小时在厨房里。

这就是我写出《15 分钟轻松瘦》的初衷。无论你有多忙，总可以挤出 15 分钟的时间做出一顿营养餐来瘦身。这不是一份严格的食谱——这只是一种会永远改变你身体机能和饮食习惯的生活方式。只要我教会你如何合理地为身体添加能量，你就再也不用走低卡路里饮食的老路了。

本书大部分食谱都可以在 15 分钟内完成，其中还有很多可以批量制作，所以你能更加省时省力，提前做完明天或者下周的食物。少数食谱会花费 15 分钟以上，所以不是严格意义上的"15 分钟轻松瘦"，但无需担心，因为它们好吃到爆，绝对值得你的等待！你越忙，就越需要为三餐做好充足的准备。我称之为"像总裁一样霸气地备餐",这是能保证你瘦身成功的方法之一。在本书中,我会针对该备餐方法,进一步分享我的私家小窍门,请继续关注。

没有捷径可循

我希望你忽视所有企图卖给你所谓燃脂植物保健品、代餐奶昔的广告。这些都不是正确的、长期有效的解决办法。实际上,这种饮食正是问题所在,因为这些方法违背了营养学和新陈代谢的基本规律。更有甚者,他们仰仗着回头客营利,因为他们知道一旦你减下去了,会很快反弹,就会需要回购更多的产品。我希望帮助你们彻底打破这个恶性循环。

真相是,瘦身没有捷径。它需要时间、付出、持续锻炼以及合理营养。而好消息是,《15分钟轻松瘦》不会剥夺你任何的食物类别或是像大多数食谱一样让你感到饥饿。我的方法是反其道行之。我希望鼓励你转变思维,改变减肥方法。我希望你们吃得更多,我会告诉你们如何合理地为身体添加能量,让你自行燃脂增肌。你拥有的肌肉越多,你的新陈代谢就会越有效率——这就意味着你甚至可以享受更多的美食。这才是胜利!

我也会解释脂肪、蛋白质和碳水化合物的重要性,你就可以了解什么时间吃什么样的食物来为你的身体添加能量。我的理念很简单,很容易融入你的生活方式。

你的身体是独一无二的

由于无法得知你的具体情况(你目前的体重、运动水平、年龄段以及更多信息),本书中食谱的分量不是为你量身定做的。每个人都有自己独一无二的能量需求,所以你要根据自己的运动水平增减食物分量。比如,如果你艰苦锻炼,而且拥有一份耗费体力的工作,你就需要比一天在桌子前面坐8个小时不怎么运动的人吃得更多。不需要多困难或者多复杂,你很快就可以感受到身体里的能量是否足够,所以,听

> **"** 我希望你们吃得更多,我会告诉你们如何合理地为身体添加能量。**"**

从你的身体——请不要让它感到饥饿！尽管我无法为每一位读者量身定制食物分量，但本书中描述的饮食方法有章可循——吃什么，什么时候吃——这对减脂还是非常行之有效的。我的90天SSS计划的每一个周期循环，其结构都是一样的，对成千上万的人都产生了立竿见影的效果。这个阶段称之为"转变"（Shift）阶段，因为事实正是如此。结合饮食与运动（我已经加入了一些在家就可以做的高强度间歇训练范例，大家可以一试——详见197页），会让你的身体一直处于燃脂模式，进而转化掉脂肪。

> 听从你的身体——请不要让它感到饥饿。

了解常量营养素

人体有三种主要能量来源——脂肪、蛋白质和碳水化合物——称之为常量营养素。这三种营养素对于帮助我们的身体保持苗条、强壮和健康起着非常重要的作用。本书中提到的饮食方式不会在你的饮食中去除这三种营养素中的任何一种，而是会为你提供合理的摄入比例和时间，使你的身体获得最好的改善效果。

在做低强度活动时，比如看电视、步行去商店，甚至是睡觉，你的身体消耗掉的大多数是脂肪。而在做高强度运动时，消耗掉的主要是储存在你体内的碳水化合物。我会为你展示如何从有利于你的角度来运用这个知识，以确保你的身体一直在正确消耗与身体能量需求相符的能量来源。

说说脂肪那些事

脂肪已经被不公平地"黑化"了，以至于人们现在谈"脂"色变，认为所有的脂肪都是不好的，所有的脂肪都会让你变肥，为此还滋生了一整个生产低脂食物的行业。脂肪通常是人们想要减肥时第一个与之绝缘的营养素。然而，并不是所有的脂肪都可一概而论。有些脂肪——像加工食品中的反式脂肪——应该对其敬而远之，而其他脂肪实际上对人体来说是必要的，如欧米伽3（多见于油性鱼类中），会帮助人体减轻炎症。这些脂肪被称为必需脂肪酸（EFA），因为它们无法在人体内合成，所以必须通过饮食来摄入。脂肪还对维生素的吸收起着至关重要的作用：维生素A、维生素D、维生素E以及维生素K都是脂溶性的，这意味着如果没有脂肪的帮忙，你的身体将无法吸收这些维生素。

人们还总是将能量与碳水化合物联系在一起，而事实上，脂肪才是所有常量营养素中高能量的佼佼者。1克脂肪就能给你的身体提供9千卡的能量，相比之下，1克蛋白质和碳水化合物只能提供4千卡，这让脂肪成了了不起的能量来源。此外，它还能稳定你的血糖水平。而且，脂肪在身体里消化的时间更长，这意味着，你的饱腹感能维持更久，就不会在两餐之间额外摄入零食。

脂肪为什么如此重要？

脂肪在人体内起着多种重要的作用，包括：

★为你提供能量。

★保证脂溶性维生素的吸收。

★保护你的器官、神经和组织。

★帮助调节体温。

★身体内的每一个细胞膜都需要脂肪的保护，新的健康细胞生成也需要脂肪。

★人体内关键激素的产生也有脂肪参与。

★维持毛发、皮肤及指甲的健康。

脂肪有几种类型？

脂肪有以下3种类型：

★饱和脂肪——如动物脂肪、黄油、蛋类、奶酪、椰子油。

★单不饱和脂肪——如坚果、牛油果、特级初榨橄榄油、花生油、芝麻油。

★多不饱和脂肪——如葵花油、核桃油、亚麻油、鲑鱼鲭鱼等油性鱼类。

饱和脂肪一向臭名昭著，这要回溯到 20 世纪 50 年代。一项研究发现，饱和脂肪的摄入会增加血液里的有害胆固醇含量，进而引发冠心病。但事后细想，该项研究存在明显的缺陷，他们没有考虑到有些国家的人们大量摄入饱和脂肪却少有心脏病的发生。很不幸的是，这种"饮食导致心脏病"的假说影响了各国政府的健康指南，低脂食品行业也应运而生，迅速兴起。相比脂肪，这种假说鼓励我们更多地摄入碳水化合物，如谷物、米饭和面食。然而，自那时起，由于肥胖、糖尿病和心脏疾病引起的死亡人数持续上涨。

讽刺的是，最新的研究表明，黄油、牛奶、奶油、蛋类和椰子油之中的饱和脂肪实际上会增加血液中有益胆固醇的含量，进而有益于心脏，所以，不必担心这些食物会带来不好的影响。但这并不意味着你可以坐下来吃掉一整块奶酪。毕竟脂肪确实卡路里含量很高，所以，每一种食物你都需要根据你的个人能量需求适量摄入。

> 一把坚果、瓜子或1/2个牛油果就是很好的零食。

单不饱和脂肪

单不饱和脂肪常见于特级初榨橄榄油、牛油果及坚果类食物中，对提高机体有益胆固醇水平大有裨益。这便是为什么说，一把坚果、瓜子或1/2 个牛油果就是很好的零食。不像含糖谷物棒和巧克力，这些零食可以稳定你的血糖水平，且能在更长时间内维持你的能量水平。

多不饱和脂肪

多不饱和脂肪，常见于鲑鱼、鲭鱼等油性鱼类，是欧米伽3的良好来源。而人们普遍认为这类脂肪具有抗炎作用，这意味着它们会降低你受伤和罹患慢性疾病的风险。我不太喜欢吃鱼，甚至在 25 岁之前我从来都不会去靠近它们，但是我慢慢训练自己开始吃鱼，因为我知道它对我的健康何等重要。无论你吃多少粒欧米伽3鱼油胶囊也抵不过一片新鲜的野生鲑鱼，所以，试着每周至少吃两次鱼吧。

有害脂肪

我们需要从饮食中剔除的氢化油，常见于含糖的糖果、甜点以及快餐中。它们还隐藏在很多低脂饮食产品中。例如，低脂即食食品，可能饱和脂肪含量确实很低，但它们通常会加入氢化反式脂肪来延长保质期。我的建议是，亲手准备自己的所有饮食，尽可能远离即食食物。

我应该用哪种油来下厨？

你会发现，我大多都用椰子油或黄油来烹调——这是因为此类饱和脂肪在高温加热时会更加稳定。而经过加工的多不饱和植物油和人造黄油，一经加热就会变得不稳定。这意味着它们很容易氧化，产生自由基，你绝对不会希望这些物质进入你的身体。这是因为，自由基会攻击脂肪分子，还会将类似物质转化成反式脂肪，进而增加了你血液中的有害胆固醇含量，同时还降低了有益胆固醇的含量——这对你的心脏健康来说，简直就是双重打击。

蛋白质是何方神圣？

在所有 15 分钟轻松瘦的食谱中，蛋白质是基础，同时，蛋白质还始终贯穿整个锻炼和休息的时间。蛋白质的重要性体现在：

★ 维持细胞和组织的结构和强度。

★ 调节新陈代谢。

★ 产生激素。

★ 修复和增加肌肉组织。

★ 强化你的免疫系统。

> 亲手准备自己的所有饮食，尽可能远离即食食物。

蛋白质从何而来？

蛋白质在人体内被分解成氨基酸。我的食谱有很多都含有动物蛋白来源，如蛋类、鱼类、鸡肉和牛肉。这些被认为是完整的蛋白质来源，因为它们囊括了所有人体所需的关键氨基酸。如果你是素食主义者，当然，你可以用豆腐或者阔恩（植物素肉）作为蛋白质来源，但是你需要更加大量的摄入，才能保证蛋白质摄入量达到人体需求水平。

蛋白粉

我常常说，燃烧脂肪的是真正的食物，而不是那些粉粉面面。我的意思是，保健品只能作为良好饮食的附加品，而不能代替真正的食物。然而，你可能会注意到，在我的一些食谱中，比如隔夜燕麦，我的确在其中使用了蛋白粉。在运动后的饮食中加入乳清蛋白是很好的，因为这种蛋白能快速到达你的肌肉，从而使氨基酸可以在一个训练项目结束后立即开始修复和重建肌纤维。如果你需要非奶制品来替代（乳清来源于奶制品），你可以尝试一下以麻类植物或豌豆等做成的素食蛋白粉。

揭开碳水化合物的庐山真面目

关于碳水化合物，有着太多的争议。哪种碳水化合物是好的，哪种碳水化合物是不好的，什么时候可以吃，什么时候不可以吃，这些都是人们关注的焦点。下面我会将这些问题统统解决，为你揭秘碳水化合物是怎样一种强大的能量来源。

我们都听过下午 6 点以后吃碳水化合物会使人长胖的谬论。这完全是胡说八道！碳水化合物绝不会让你长胖。实际上，我们的脂肪增加是因为我们摄入的能量高于我们身体需求的能量值。所以，如果你每天摄入的食物量合理的话，你就不会长胖，相反，你还能有精力更加努力地锻炼，因而得到更多的肌肉，而肌肉的增多会让你变得更加苗条。

我们为什么需要碳水化合物?

★在做高强度运动时，碳水化合物是肌肉主要的能量来源。

★中枢神经系统、肾脏以及肌肉的正常运转需要碳水化

> 燃烧脂肪的是真正的食物，而不是那些粉粉面面。

合物的参与。

★碳水化合物还富含纤维，对肠道健康及消化功能起着重要的作用。

★大脑的健康运转离不开碳水化合物。

白色碳水化合物稽查队

很多人似乎都非常排斥吃白面包、意大利面和米饭等白色碳水化合物，并试图将它变成整个人生的"违禁品"。我将这些人称之为"白色碳水化合物稽查队"。在他们的信念里，无可动摇的一点是，减脂的时候绝对不能吃白色碳水化合物，他们只会吃棕色的全谷物的碳水化合物——但是，远离白色碳水化合物，真的完全没有必要。

诚然，全谷物的碳水化合物血糖负荷（GL）更低，这意味着相比白色碳水化合物，它们不会让你的血糖水平激增那么多，但事实上运动过后的人体会更需要高血糖负荷的食物。一种食物的血糖负荷越高，提高血糖水平的能力就越强，进而促使胰腺分泌胰岛素。而锻炼后的胰岛素分泌更为频繁，因为锻炼使你从碳水化合物中汲取的营养素更加快速地流向了肌肉。高血糖负荷的碳水化合物搭配低血糖负荷的碳水化合物，如燕麦粥中的蔗糖，会降低整体的血糖负荷，缓解血糖水平的升高。

总之，如果你喜欢糙粮，那就吃糙粮——但如果你渴望一大碗白米饭或者一块百吉饼，学习了以上知识，你就会知道，锻炼后就是你享受它们的理想时间。

我会怎么吃？

你要根据你的能量需求来摄入食物。意思就是，运动日和休息日的饮食各有不同。

你要依据你的能量需求来保证你的身体消耗的是正确的能量来源——也就是说，锻炼后适合进食碳水化合物，而脂肪适合在锻炼之余的日夜以及休息日作为稳定的能量来源摄入。

本书中提供的食谱分为以下 3 部分：

（1）低碳水化合物食谱：富含健康脂肪与蛋白质。

（2）锻炼后补充能量的碳水化合物食谱：富含蛋白质与碳水化合物。

（3）零食与小吃：主要是香甜开胃的零食与美味的小吃。

在运动日：你可以进食2份低碳水化合物食物，1份锻炼后补充能量的碳水化合物食物以及2份零食。

在休息日：你可以进食3份低碳水化合物食物以及2份零食。

> 运动日和休息日的饮食各有不同。

我为什么这样吃？

我独创的锻炼后补充能量的碳水化合物食谱对减少脂肪非常有效。你的身体会将碳水化合物转化为糖原储存在肝脏和肌肉之中，而锻炼后这些糖原会被消耗，所以你需要为你的身体"加油"，在锻炼后将糖原再次存满。进食碳水化合物之后，它们会被分解成糖类，进而使你的血糖水平升高，促使胰腺分泌胰岛素。记住，这是大有裨益的，因为锻炼后胰岛素会将你饮食中的营养快速输送到肌肉，使肌肉开始修复和重建。

不进行高强度活动的时候，你的身体主要是以脂肪作为能量来源。这就是为什么在休息日的时候要降低碳水化合物的摄入，同时增加脂肪的摄入。一开始，你可能很难做出这个改变，可能会从心理上感觉自己能量不足，但是别忘了，你仍在为你的身体提供能量——只是能量来源由碳水化合物变成了脂肪。你会很快适应这种情况，所以只需坚持下去。还有，要铭记你这样进食都是为了好身材。

我应该选择怎样的食物？

我们的训练计划是灵活的，而且所有的食谱都是可以互相替换的。也就是说，你将蛋白质薄煎饼作为早餐或是晚餐都可以，只是取决于你什么时候进行锻炼。只需记住，锻炼时你会消耗掉那些碳水化合物，所以锻炼后你必须选择补充能量的碳水化合物食谱，不管你锻炼时间有多晚。

如果你有一份想要尝试的食谱，却不喜欢其中某一味配料，比如洋葱或辣椒，只需用你喜欢的其他类似配料来替代就好。蛋白质也一样——例如，你不喜欢牛肉碎，那就可以使用火鸡肉碎。

我还在本书中加入了一些小吃的食谱，但是这些每周只能吃一次或两次，而且要在锻炼后进食。

酒精与减脂

对于饮酒这件事，我对我的学员一直都是诚实坦白、实事求是。

我从不告诫他们要彻底戒酒，因为这是他们的个人选择。我只会提醒他们，喝的酒越少，身材就会越好。简单来说，酒精会延缓减脂效果，因为酒精会影响人体内正常的新陈代谢途径，包括燃烧脂肪。

酒精除了会阻碍你燃烧脂肪，还会大大增加你每天的卡路里摄入量。饮酒时，你很容易在不知不觉中就喝掉了大量的卡路里，而接下来的一天，这会对你的锻炼和营养膳食产生极大的连锁反应。因为宿醉的你不可能想去锻炼身体，也不会特别注意合理饮食——就我个人而言，宿醉时我会看见什么吃什么，包括一桶一桶的冰淇淋。

你最终需要找到属于你自己的平衡点，但是如果你真的很认真地想要减肥，想要改变你的身材，那你就需要牺牲掉几个晚上出去饮酒的欢愉。酒精是你获得好身材路上的绊脚石。

> ❝ 酒精会延缓减脂效果。❞

水合作用

大多数人都低估了水合作用对减脂的重要性。人体几乎2/3的成分都是水，从排泄废物到润滑关节再到调节体温，水的参与无所不在。水还有助于新陈代谢，所以多喝水有着至关重要的作用，它能将你的燃脂能力提升到最高。一般情况下，我会建议你每天喝 2~4 公升水。这看起来似乎很多，但是它真的会在你的身体里产生神奇的效果。如果你不喜欢喝白开水，那就试着加入一些新鲜的薄荷、柠檬或酸橙来增添一点味道。

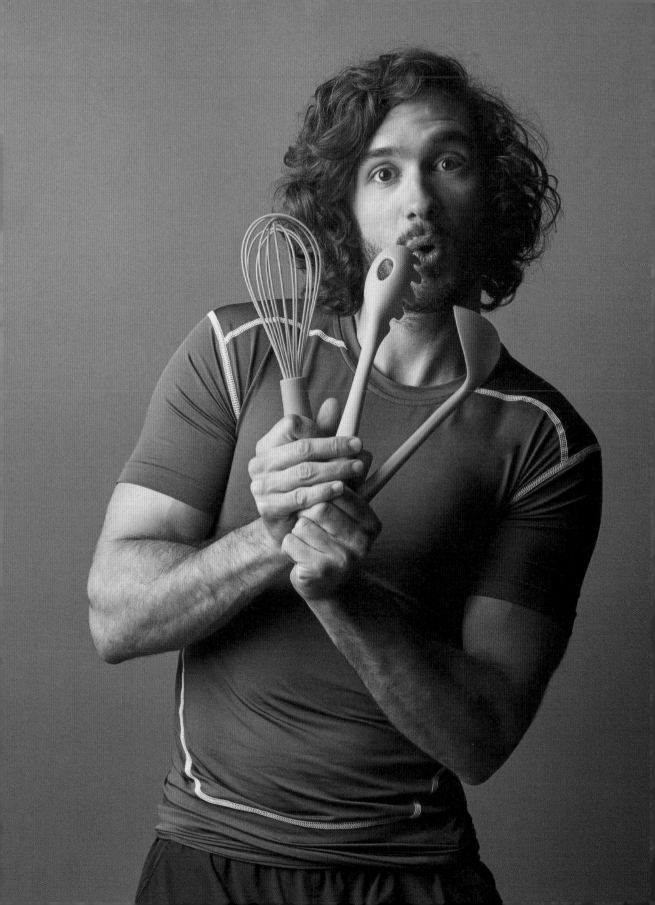

入门指南

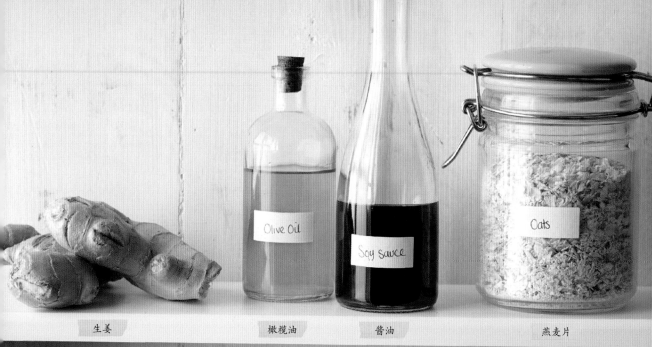

生姜   橄榄油   酱油   燕麦片

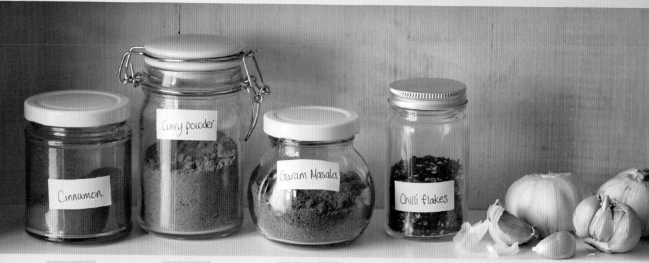

肉桂粉   咖喱粉   印度咖喱粉   辣椒碎   大蒜

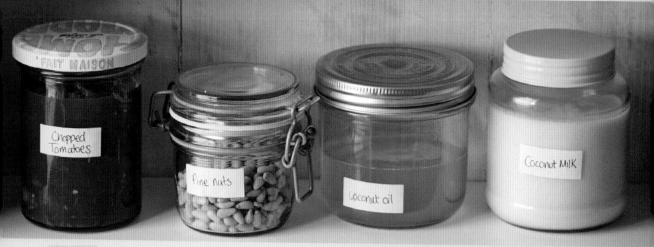

番茄酱   松子   椰子油   椰奶

入门指南

但愿你现在已经更好地了解了常量营养素，以及如何利用常量营养素为身体添加能量的同时又能让你瘦下来。从此向低卡低脂、零碳水化合物饮食说拜拜！你将会品尝到很多美味的食物，每天都能感到精力充沛，真真正正给你的身体一次改变的机会。

第1步：像赢家一样自信地计划

提前做好一周的饮食与锻炼计划，是成功的第一步。你可能无法百分之百照做，因为在这一周内，总会有不可避免的情况突然出现，总会有无法掌控的事情突然发生。生活本就如此，但树立起你每日的目标依然重要：如果你每周只能完成 3 次锻炼，那就把它写进你的计划里吧。计划要现实可行，每一天的小小胜利会增强你按计划坚持进行的动力。

先把你的锻炼和饮食计划像我一样填进表格里，详见214 页。这样能让你将锻炼时间安排妥当，还能创建一个购物单提前备好食材，烹饪时便手到擒来。

> ❝ 向低卡低脂、零碳水化合物饮食说拜拜。❞

第2步：像总裁一样霸气地备餐

你已经学会了如何"像赢家一样"做出你的计划，现在是时候去买齐你的食材，开始学习如何"像总裁一样霸气地备餐"，即每周末在厨房花费一两个小时，为你的减肥成功做好准备。一开始，可能你会觉得很麻烦，但是慢慢地你就能加快速度、有条不紊，很快，它就会变成你的一个简单的习惯。你能够确切了解是什么在为你的身体注入能量，这将会是一种奇妙的感觉，而且这样就可避免你在饥饿的时候四处搜罗垃圾食品。你可以将午餐分类，将晚餐备好，然后再出门，这样，在一整天的工作之后或在健身房锻炼到很晚的时候，你就可以优哉游哉地回到家，重新加热一下之前备好的食物，快速为你的身体补充能量了。

你的生活和工作越忙，你就越需要提前备好食物。一些人喜欢提前做好一星期的食物后将它冷冻起来。我个人更喜欢吃得新鲜一点，所以我只会提前一两天准备好食物，再放进冰箱保鲜。之后，我要么就凉着吃，要么就放进微波炉或烤箱里再次加热。怎么做无关对错，只需让它越轻松越好，让它变成一种适合你生活习惯的方式，一种你更可能坚持得下去且形成良好习惯的方式。

> 我只会提前一两天准备好食物，再放进冰箱保鲜。

第3步：囤货走起！

你已经了解了如何"像总裁一样霸气地备餐"，现在想要开始将你的计划变成现实，你还需要一些必备的工具和配料：

（1）食物称——称量你的食材配料，保持合理比例。

（2）食物贮藏容器——贮存和分类一周的美味食物。

（3）一个质量好的炒锅和平底锅——没有什么比一个质量差的炒锅更令人头疼的了，所以下血本买质量好的吧。

（4）橱柜必需品——将一些关键配料存放在橱柜或冰箱里，你就不会搞混了。

（5）可重复利用的水壶——确保你一整天的水合作

用，记录你每天的摄水量。

橱柜必需品

印度咖喱粉	咖喱粉
鲜姜	肉桂粉
大蒜	辣椒碎
松子	番茄罐头
燕麦	生抽酱油
橄榄油	椰子油
椰奶	

跳过恼人的步骤！

我将体重秤称之为"恼人的步骤"，因为它的确名副其实：你每天都站到上面去称重，而上面的数字却有增无减，称一次难过一次。通常，这会导致人们失去坚持下去的动力，破罐破摔，重新抱着垃圾食品胡吃海塞或者完全放弃整个计划。我不想让你们再为这些数字困扰。

而往往真相就是，一旦你真的完成了你的健康目标，想要测量你的进步，这个恼人的步骤就会变成你可能用到的最无效的量尺，现在是时候将它抛之脑后了。因为无论你如何刻苦训练，或者如何饮食合理，关于你的身体、健康和快乐，体重秤始终无法测量出一些最重要的变化。

> ❛ 我不想让你们再为这些数字困扰。❜

"恼人的步骤"无法测量的信息：

你的健康水平	你的能量水平
你的力量	身体成分的变化
你的成就感	你的自信心
你的好心情	

测量你的进步，给你无尽动力，最佳的途径就是拍下你全身的照片。我的建议是每个月月末拍下几张照片：它们会向你展示你真正的进步，让你有动力继续坚持下去，即使镜子有时会跟你开个玩笑，让你以为你根本没有任何改变。

> 减肥是一项马拉松，不是百米冲刺。

开始瘦身之旅

如果你将饮食和运动计划做好了，你就可以开始你的改变之旅了，变成一个更加健康、更加强壮、更加苗条的你。记住，减肥是一项马拉松，不是百米冲刺，所以，要有耐心、有恒心。

社交媒体用起来

如果你想要更多的健康食谱或者与我分享你的饮食和进步，可登陆 Twitter、Instagram 或 Facebook，在 #Lean in15 话题后面跟帖，晒出你的图片，并 @thebodycoach。

如果你想要更多的高强度间歇训练方法，请登陆 YouTube，单击 TheBodyCoachTV 频道。

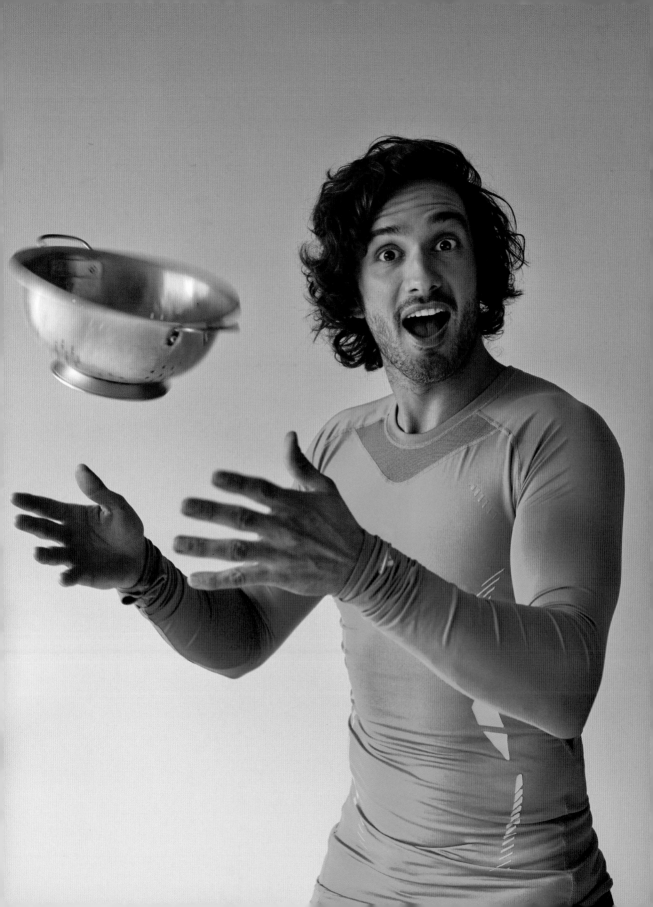

3

低碳水化合物
食谱

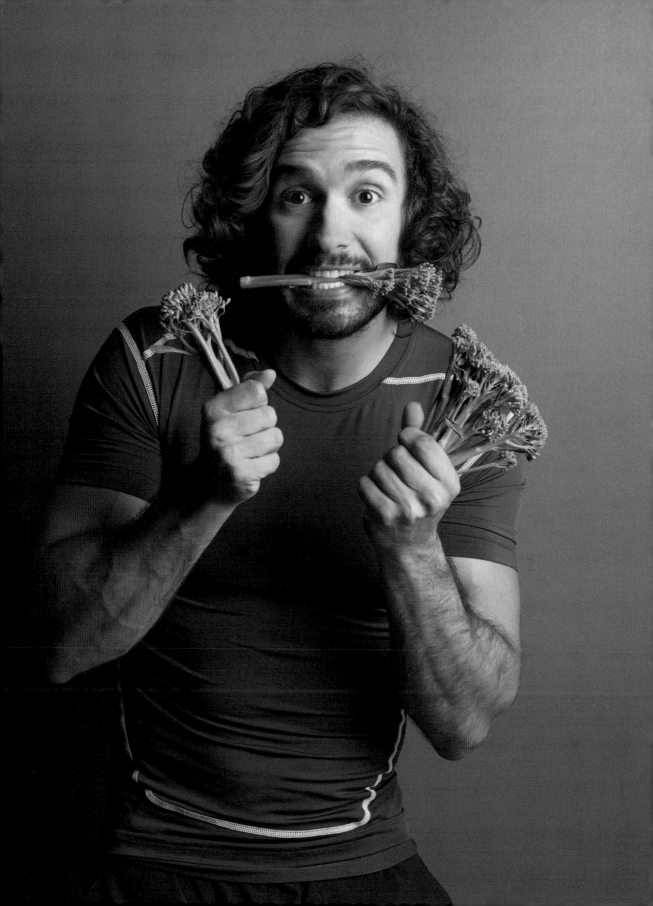

果仁芒果冰沙

1/人份

忙碌的时候，水果冰沙无疑是紧急关头的理想早餐。健康脂肪再加一勺蛋白粉，对你来说，这比多少碗盒装麦片都要好。但是，试着不要养成每天都喝冰沙的习惯。就像我常常挂在嘴边的，真正的食物永远都完胜这些粉粉面面。

配料：

- 125克切片的芒果
- 2汤匙杏仁或腰果奶油
- 少量冰块
- 少量树莓
- 2汤匙全脂希腊酸奶
- 1勺（30克）香草味或草莓味蛋白粉
- 100毫升杏仁奶

制作方法：

将所有配料倒入搅拌机，搅拌至匀滑。

★ TOP TIP

警告！不要无节制放果仁。虽然果仁含有丰富的蛋白质、纤维及必需脂肪，但同时又含有大量卡路里。人们很容易撕开一袋200克的包装果仁，整袋倒入还觉得不满足。但是你要记住，每克脂肪含有9千卡的热量，所以吃多了果仁对你的减肥大计百害而无一利。我建议，只加入一份零食的分量，大约25~30克。还有，试着加入不同种类的果仁，因为每种果仁蕴含着不同的维生素。杏仁、核桃仁和腰果是我个人最喜欢的。

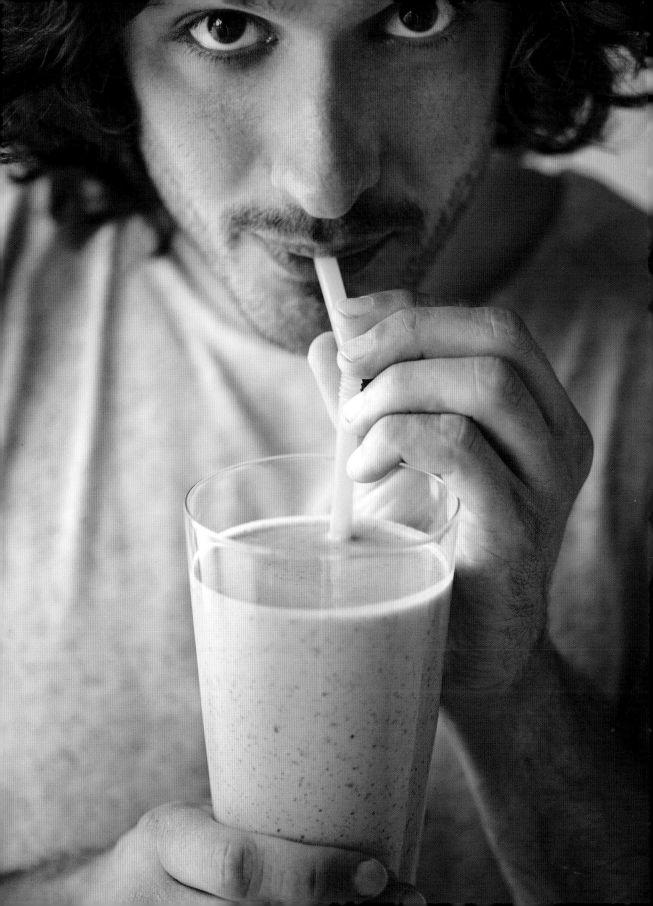

脂肪大爆炸冰沙

1
人份

配料：

- 2个青柠的果汁
- 200毫升杏仁奶
- 少量黑莓
- 少量蓝莓
- 1/2个牛油果，
  粗略切块
- 3汤匙全脂希腊酸奶
- 1汤匙蜂蜜

又一款忙碌时可以喝的美味低碳水化合物冰沙。杏仁奶和牛油果能为你提供一些健康脂肪来供能，但是不要担心，可以再加一勺你最喜欢的蛋白粉。在这里，要确保你用的牛油果是软的、成熟的。

制作方法：

将所有配料倒入搅拌机，搅拌至匀滑。

★ **TOP TIP**

在我眼中，牛油果是营养之王，它对健康的好处写都写不完，它是单不饱和油酸的优质来源。研究已经表明，单不饱和油酸可以减少有害的低密度脂蛋白胆固醇，同时增加更多有益的高密度脂蛋白胆固醇。这就是说，这种小小的果子对你的心脏健康大有好处。

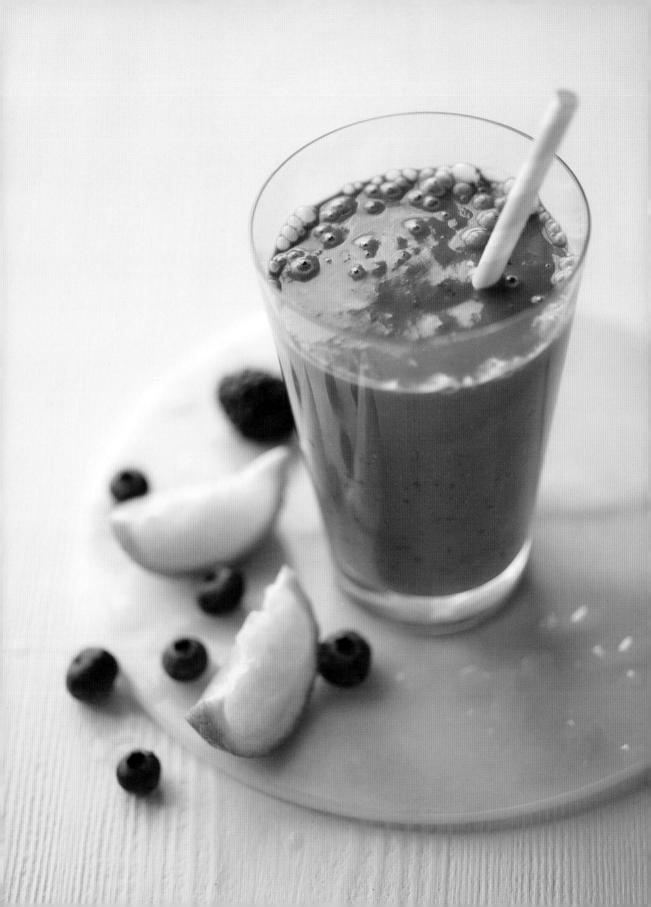

配料：

- 22克奇亚籽
- 22克亚麻籽粉
- 40克不含糖分的椰子肉，细细切碎
- 30克燕麦（燕麦片或粗切燕麦，不要即食燕麦）
- 3/4茶匙肉桂粉
- 300毫升杏仁奶，如有需要，可多加一点
- 3汤匙全脂希腊酸奶

低碳肉桂燕麦粥

我一直都不倡导人们早餐吃盒装麦片，但一碗燕麦粥还是可以的。本食谱中所添加的奇亚籽和亚麻籽很好地为我们提供了那些至关重要、人体必需的欧米伽3脂肪酸。这个食谱能让你维持饱腹、精力充沛，直到午餐时间。

制作方法：

除了酸奶，将所有配料放入煮锅，以低温慢熬5到6分钟，直至达到你满意的稠度——如果燕麦粥煮得太稠，可再加一点杏仁奶。盛入碗中，在上面均匀倒入酸奶即可。

★ **TOP TIP**

亚麻籽（又称胡麻籽）富含微量营养素、膳食纤维、维生素B1和欧米伽3脂肪酸中称为亚油酸（ALA）的一种。所以，如果你不喜欢吃油性鱼类，就试着经常在饮食中加入一些亚麻籽吧。

配料：

- 175毫升椰子汁
- 2汤匙杏仁奶油
- 25克新鲜小麦草（或5克小麦草粉）
- 30克香草蛋白粉
- 1个苹果，挖出果核，粗略切块
- 20克亚麻籽
- 1把嫩菠菜叶
- 少量冰块

绿色冰沙

妈妈经常告诉我们，要多吃青菜，所以，青菜来了。如果你平时不太喜欢吃绿叶蔬菜，那么这次将会是一次绝佳的机会让你改掉这个习惯。小麦草对你的健康很有好处——但是，就如同酸制酵母一样，人们对它非爱即恨。如果你不喜欢小麦草，只需去掉它，多加一些菠菜或甘蓝来代替。

制作方法：

将所有配料倒入搅拌机，高速档搅拌1分钟或搅拌至你想要的冰沙质地。

花椰菜古斯米鸡肉沙拉

在我看来，人们普遍都低估了花椰菜的好处，也很少食用花椰菜。但是花椰菜极其有营养，从里到外都是宝。以这个食谱作为基础，可以试着制作其他的口味组合。比如，将鸡肉换成烟熏马鲛鱼。如果你想要吃热的，只需在微波炉里单独加热花椰菜，然后再加入其他配料。

制作方法：

将撕开的小朵花椰菜放入食物加工机中，加工至古斯米质地。

将花椰菜古斯米倒入一个大碗中，加入除了鸡肉和柠檬汁以外的其他所有配料。将所有配料充分搅匀。

将做好的古斯米盛入盘中，再将熟鸡肉在顶部码好，挤出柠檬汁撒上即可。

可提前制作

配料：

- 1棵花椰菜，撕成小朵
- 4汤匙石榴子
- 5个晒干的西红柿，粗略切碎
- 2瓶罐装红辣椒，粗略切碎
- 2汤匙核桃油或橄榄油
- 4汤匙核桃，粗略切碎
- 1/2根香葱，细细切碎
- 1/2根欧芹，只要叶子，粗略切碎
- 1大把嫩菠菜叶
- 400克煮熟的无皮鸡胸肉（熟食鸡最佳）
- 1个柠檬的柠檬汁

奶酪风味西班牙香肠
鸡肉炒菠菜

1/人份

这大约是你可以想象到的最简单的菜了。而且，融化的奶酪可以让你大快朵颐！如果你喜欢，也可以用虾胶或火鸡肉糜来代替。

配料：

- 1/2汤匙椰子油
- 75克西班牙香肠，细细切丁
- 1/2个红皮洋葱，切丁
- 240克去皮鸡胸肉，切成1厘米厚的肉片
- 盐和胡椒
- 4颗圣女果，对半切开
- 3大把嫩菠菜叶
- 1个马苏里拉奶酪团，掰成块状
- 20克松子

制作方法：

在大平底锅里以中高温加热椰子油,加入西班牙香肠，炒一分钟，再加入洋葱，炒一分钟。

升至最高温，加入鸡肉以及适量盐和胡椒。爆炒约三分钟，这段时间鸡肉应基本炒熟。

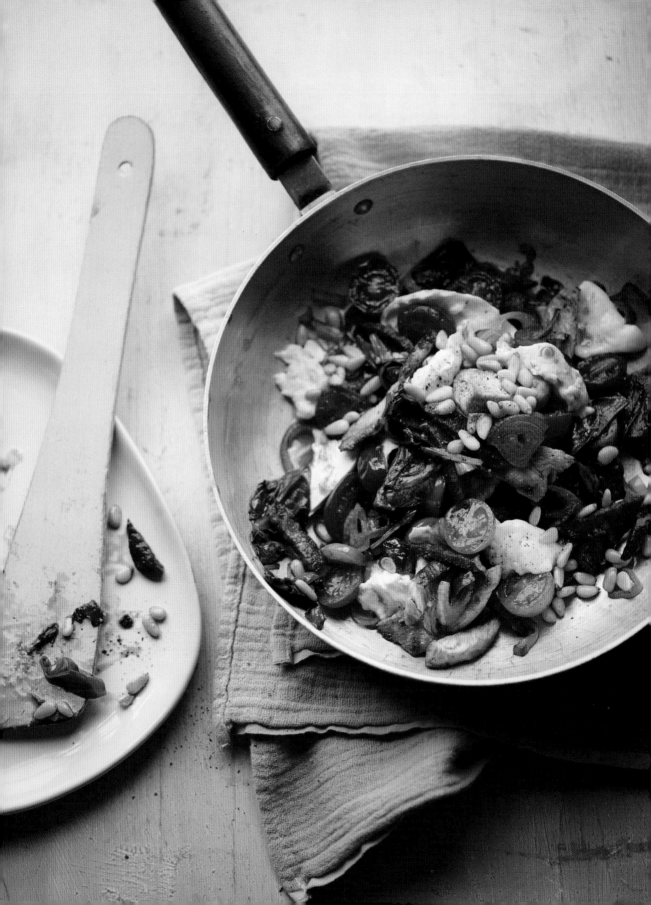

2／人份

适合冷藏

配料：

- 2块225克的无皮鸡胸肉
- 1汤匙橄榄油
- 1瓣蒜，细细切碎
- 300克什锦蘑菇
  （我喜欢栗蘑和平菇）
- 适量白酒
- 2大把嫩菠菜叶
- 150毫升高脂厚奶油
- 1/2根龙嵩，只要叶子，
  粗略切碎
- 盐和胡椒

鸡肉配奶油风味野蘑菇和龙嵩沙司

　　这道老式经典菜品实在是恰到好处：它风味十足，而且里面用慢火煮出来的鸡肉留住了鲜美多汁的口感。现在大多数超市都新进了一些上好的野生蘑菇，所以，如果在超市遇到看起来充满异国风情的蘑菇，不必多心，大胆加入你的购物车吧。

制作方法：

　　烧一大锅水，直至沸腾，滑入鸡肉。将火关小直至水保持半开，而不是滚沸。将鸡肉煮12分钟，这段时间肉质应该完全煮熟。

　　同时，取另一只大平底锅，倒入适量油，以中高温加热。加入切好的大蒜，炒30秒左右。将大片的蘑菇粗略切开，投入锅中，先炒1~2分钟，再放入其他蘑菇炒1分钟。

　　升至最高温，然后倒入白酒，使其煮沸冒泡，蒸发直至完全消失。放入菠菜，炒至变软。再倒入厚奶油，使其沸腾，再炖1分钟。加入切好的龙嵩，关火。

　　检查切得最厚的鸡胸肉是否煮熟：肉质应该一直是白色的，且汤汁应该是清亮的，而不是略带粉色。将煮好的鸡肉盛到盘子里，尽量滤出水分。加入盐和胡椒调味，再分开放入两个盘子，分别倒入做好的奶油沙司，完成。

★ TOP TIP

　　可以搭配一大份你最喜欢的绿色蔬菜食用，比如菠菜、甘蓝、西兰花、荷兰豆或四季豆等。

超便捷沙拉酱牛肉

菲力牛排是这道菜的亮点，但是它非常昂贵，所以如果预算不允许的话，可以用西冷牛排或牛臀肉来代替。如果你喜爱牛排，那么这道菜便是最佳选择。

制作方法：

将椰子油倒入平底锅，以高温化开。加入青葱和蘑菇，翻炒均匀，炒2~3分钟，或炒至青葱变软、蘑菇开始变色。

加入牛肉，以及少量盐和胡椒，爆炒1~2分钟。撒入烟熏辣椒粉，翻炒至所有配料都裹上一层薄薄的辣椒粉。

倒入牛肉汁，它很快就会沸腾，然后关火，加入酸奶油翻炒。取下平底锅，再加入欧芹（如果愿意的话），最后挤入柠檬汁即可。

★ TOP TIP

可以搭配一大份你最喜欢的绿色蔬菜食用，比如菠菜、甘蓝、西兰花、荷兰豆或四季豆等。

可提前制作

适合冷藏

▪如需冷藏，将牛肉汁的用量增加至150毫升

配料：

▪2茶匙椰子油
▪2根青葱，细细切碎
▪5棵栗蘑，粗略切碎
▪300克菲力牛排，切成1厘米宽的厚条
▪盐和胡椒
▪2茶匙烟熏辣椒粉
▪75毫升牛肉汁
▪125毫升酸奶油
▪1/2根欧芹，只要叶子，粗略切碎（可省略）
▪1个柠檬的柠檬汁

新鲜金枪鱼尼斯沙拉

1
人份

可提前制作

配料:

- 1个鸡蛋
- 75克四季豆,择好备用
- 1/2汤匙椰子油
- 1条300克的金枪鱼
- 盐和胡椒
- 2汤匙预先煮好的嫩扁豆
- 1大把嫩菠菜叶
- 1汤匙晒干的西红柿
  (大约6个)
- 20克核桃,粗略切碎
- 1汤匙橄榄油
- 2茶匙意大利黑醋或西班
  牙雪利酒醋

我喜欢用新鲜的金枪鱼来做这道沙拉,因为鲜金枪鱼的味道太美妙了,但如果你愿意用金枪鱼罐头也可以。这道菜可以打包,作为工作午餐再好不过了。

制作方法:

取一只煮锅,加入中等水量,烧至沸腾,小心地放入鸡蛋。煮大约8分钟,然后倒入四季豆,再煮1分钟。

同时,另取一只平底锅,倒入椰子油,以中高温加热。小心地放入金枪鱼,两面各煎1分钟。这样煎出的金枪鱼是1/2熟的——如果你喜欢更熟的,两面再各煎1分钟。将金枪鱼片从平底锅里盛出备用,将鱼片与其他沙拉配料混合调味。

将煮好的鸡蛋与四季豆放在滤网或者滤锅里沥尽水分,然后将其放在冷水下冲凉,直至手触不热。剥去蛋壳,切成两半。将四季豆、扁豆、嫩菠菜叶、西红柿干、核桃、橄榄油和醋都放入一个碗里,加入少量盐和胡椒。将所有的配料轻轻搅匀,然后盛入盘里。

最后将金枪鱼放在沙拉顶部,如果你喜欢,可以将金枪鱼和鸡蛋切成薄片。

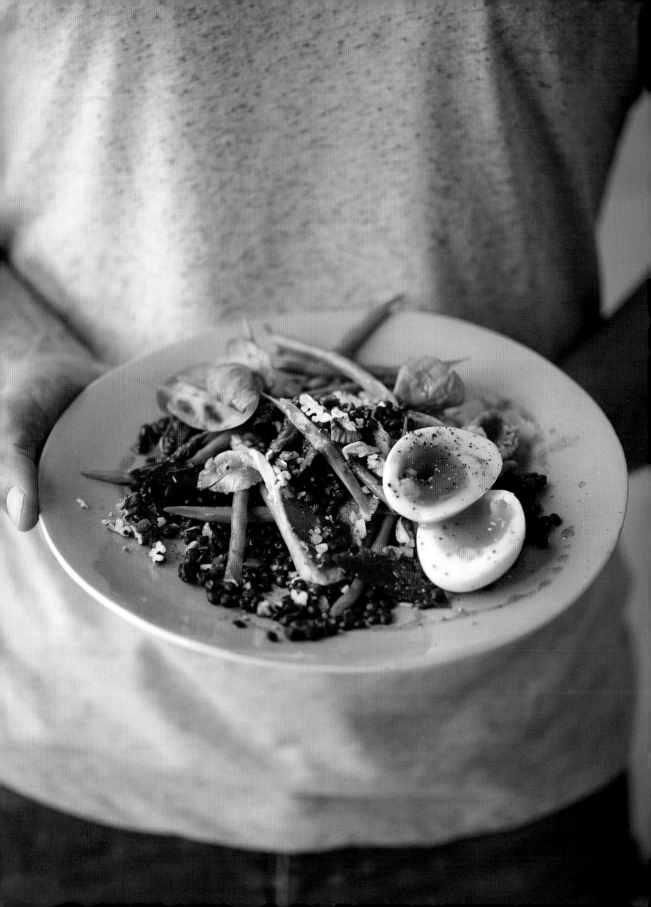

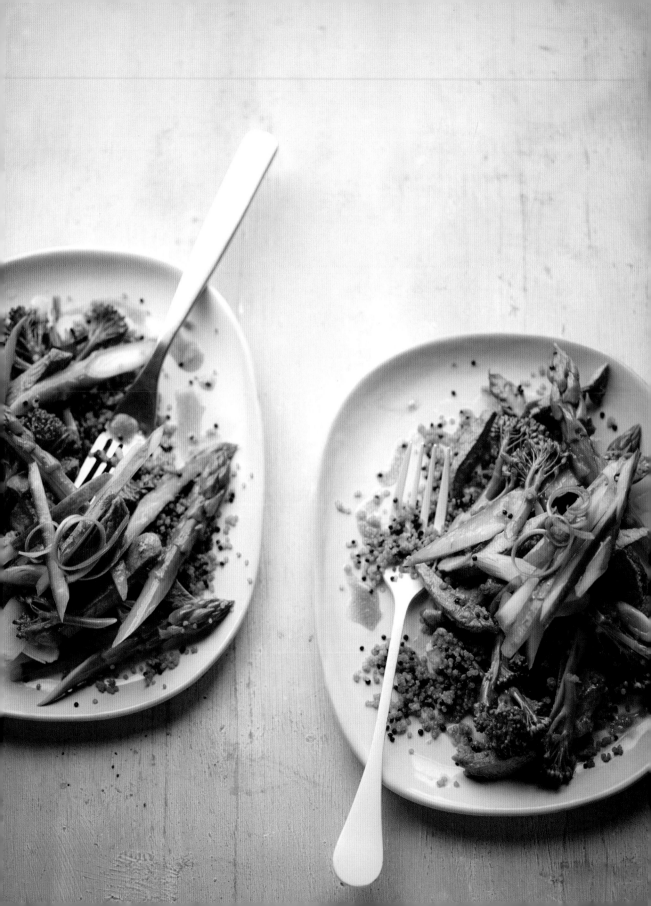

亚洲鸭肉沙拉

鸭肉不仅多脂美味，还富含蛋白质。里面的蔬菜，我采用了芦笋和"迷你树"（这是我对西兰花的别称！），但是你们也可以自由创作。在厨房里度过美好时光，把形形色色的食材搭配在一起，会让你做出的食物更加美味，还能丰富你的营养素。就像你在图片里看到的，这个食谱我做了双份。

制作方法：

将每根芦笋依次轻轻掰断——它会从质地较嫩的笋节位置自然断开。扔掉芦笋底部老的部分。

取一只大煮锅，加水烧至沸腾，再将芦笋和"迷你树"放入锅中，煮 1/2 分钟。之后用滤网或者滤锅沥干水分，以冷水将其冲凉。

另取一只平底锅，倒入椰子油，以高温加热。加入鸭肉，爆炒 30 秒钟，再加入生姜，爆炒 1 分钟，这段时间鸭肉应该被炒熟。将平底锅从火上移开，加入酱油和芝麻油翻炒。

将煮熟的蔬菜放入一只碗中，再加入熟藜麦和鸭肉，以及所有的汤汁。将所有食材混合均匀，盛入盘中，再把切好的小葱和黄瓜撒在上面即可。

1／人份

可提前制作

配料：

- 5根芦笋
- 4棵西兰花（挑选茎嫩的西兰花），大块的纵向切成两半
- 1/2汤匙椰子油
- 1块250克的鸭胸肉，切成1厘米宽的厚条
- 2厘米长度的生姜，细细切碎
- 1汤匙生抽酱油
- 2茶匙芝麻油
- 2汤匙熟藜麦
- 1段小葱，细细切碎
- 1/4根黄瓜，切成细条

泰式绿咖喱

4／人份

可提前制作

适合冷藏

配料：

- 2汤匙椰子油
- 2颗八角茴香
- 1个小点的茄子，切成小片
- 2汤匙泰式绿咖喱酱
- 1罐400毫升的全脂椰奶
- 少量甜玉米
- 450克鲜虾，剥去外壳
- 1~2汤匙鱼露
- 3个青柠
- 1/2根罗勒，只要叶子，粗略切碎
- 1/2根香菜，只要叶子，粗略切碎
- 1根红尖椒，粗略切碎（如果你不喜欢太辣，可以去除里面的辣椒籽）

这道美味的经典菜品是我一直以来的最爱。今天这个版本，我采用了鲜虾作为配料，但鸡肉和猪肉也可以做出好味道。可以用全脂椰奶提升口感，且椰奶富含有益脂肪成分。鱼露绝对是橱柜必备佳品，它的保质期长达几年，虽然闻起来有些刺鼻，但吃起来味道一流。

制作方法：

取一只深一点的平底锅，倒入椰子油，以中高温化开。加入八角茴香和切好的茄子，炒1分钟，再加入咖喱酱和1/2罐椰奶翻炒。将咖喱酱炒至融入椰奶后，将火升至最高温。

把余下的椰奶倒入锅里，再在空罐里加入1/2罐水，摇一下再倒入平底锅。加入甜玉米，然后煮沸，炖3分钟。加入鲜虾，再煮2分钟，直至虾肉变成粉红色，完全煮熟。

将平底锅从火上移开，按个人口味加入鱼露和青柠汁，撒入罗勒叶、香菜叶和切好的尖椒。

将做好的咖喱盛入碗中，把最后一个青柠切4瓣，挤入汁液即可。

★ **TOP TIP**

下面是我食谱中所用的独创泰式绿咖喱酱的制作方法：

4个香蕉红葱（bananashallots，一种体型瘦长、味道更甜的国外红葱），去皮切碎。

4厘米长的山奈，去皮切碎；4瓣蒜，去皮切碎。

2根柠檬香茅，择好切碎。

1茶匙孜然；1/2茶匙香菜籽。

1根罗勒；2根香菜；1汤匙鱼露；少量八角茴香粉。

将所有配料混合在一起，加入一点温水或椰奶稀释。

做好的咖喱酱装入密封容器，放在冰箱里冷藏，最多可保存5天。

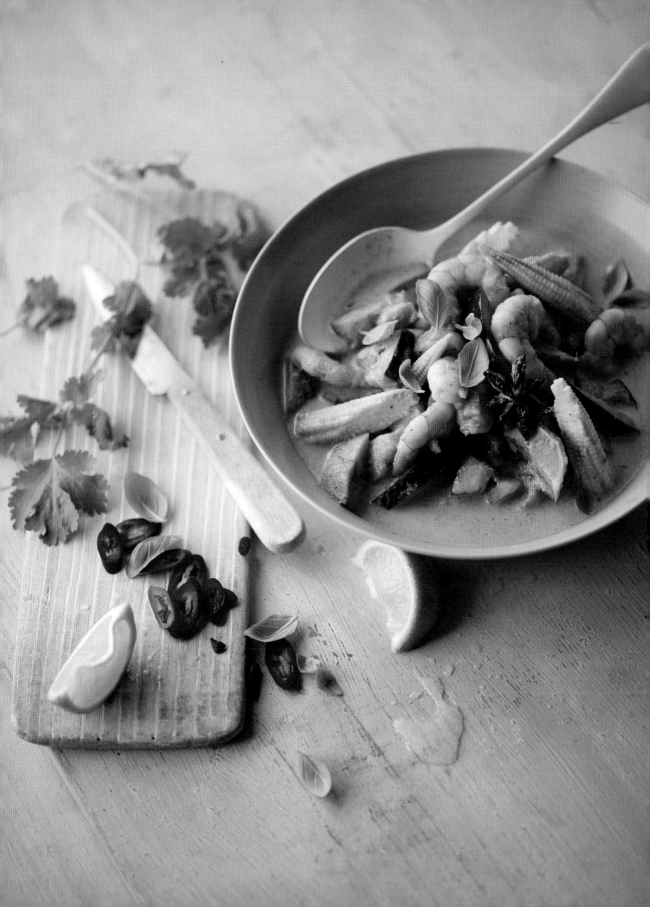

法式黑橄榄鳕鱼

这是一道以经典的法式套餐为原型制作的简单却美味的菜品。如果你不喜欢鳕鱼，可以用其他任何种类的白肉鱼代替。

制作方法：

取一只大平底锅，倒入黄油，以中高温加热。加入培根和洋葱，翻炒 2 分钟，或炒至洋葱变软、培根熟透。加入切好的大蒜，再次翻炒 30 秒钟。

倒入鳕鱼块，不时翻动，煎炒 2 分钟。放入番茄，加热至煮沸。关小火，煮 2~3 分钟。

加入黑橄榄和马苏里拉奶酪，然后将平底锅从火上端离，用余热将马苏里拉奶酪融化。

在鳕鱼顶部撒上松子即成。如果愿意加罗勒叶的话，也可以再撒上罗勒叶。

1 / 人份

可提前制作

适合冷藏

配料：

- 20克黄油
- 2片烟熏培根，切成 1厘米宽的长条
- 1/2个红皮洋葱，切丁
- 1瓣蒜，细细切碎
- 250克鳕鱼片，去皮，切成2厘米见方的小块
- 1罐400克的番茄罐头
- 8颗去核的黑橄榄
- 1个马苏里拉奶酪团，掰成块状
- 20克松子
- 罗勒叶，装盘时用（可省略）

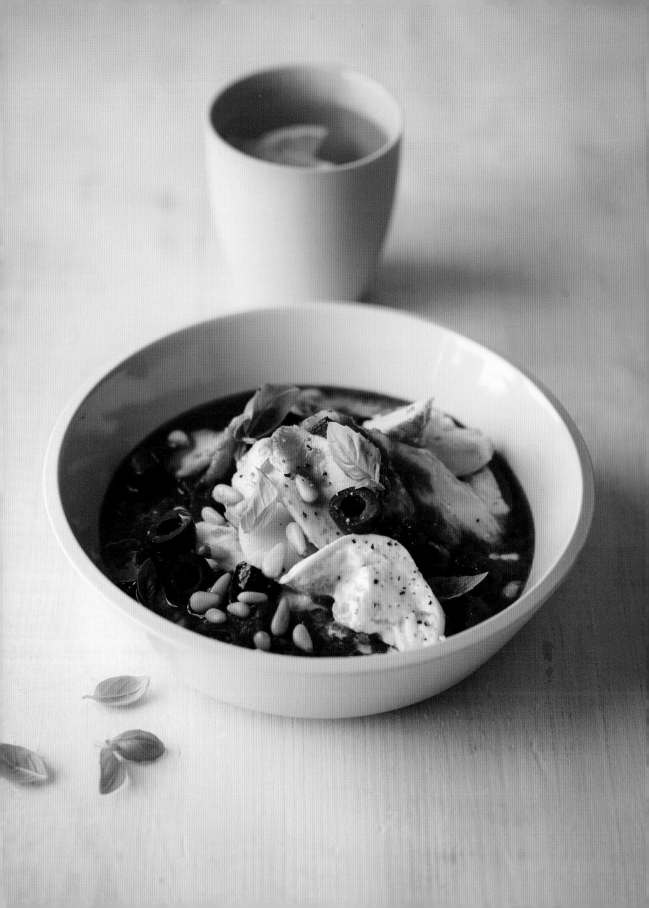

牛油果鸡蛋夹心

1 / 人份

配料:

- 4片烟熏培根
- 1个熟透的牛油果
- 2个鸡蛋
- 盐和胡椒
- 1根红尖椒,切细丝 (如果你不喜欢太 辣,可以将辣椒籽 去除

这道菜品已经快成为我的招牌菜了。我几次把它晒到 网上,而且我也喜欢看到人们在家仿照我的做法把它做出 来分享到 Instagram 上面。这里面饱含更多种健康脂肪…… 哦,我还加了培根,所以这道菜看着美,吃起来更美。

制作方法:

将你的烤架预热至最高温度,然后将培根铺在煎锅或 烤盘里轻轻晃动,使其受热均匀。两面各烤 3 分钟,将培 根烤至酥脆。

同时,将牛油果纵向切成两半,去核,再用勺子挖出 果肉,使每一半牛油果挖出的洞正好可以装下一个鸡蛋。 不必担心挖出的果肉会浪费——你可以攒着这些果肉做牛 油果酱或者直接当场吃掉!

将两枚鸡蛋依次打入牛油果"容器"中,加入一点盐 和胡椒,置于微波炉适用的盘子上。将鸡蛋总共烤制 2 分钟, 其中加热猛烤 30 秒——这样能烤出溏心蛋。

将培根以及切好的辣椒丝散放在烤好的牛油果鸡蛋上 面,牛油果鸡蛋夹心就完成了。

★ TOP TIP

为了防止牛油果在盘子上滚来滚去,可以在底部平着 切掉一点点。

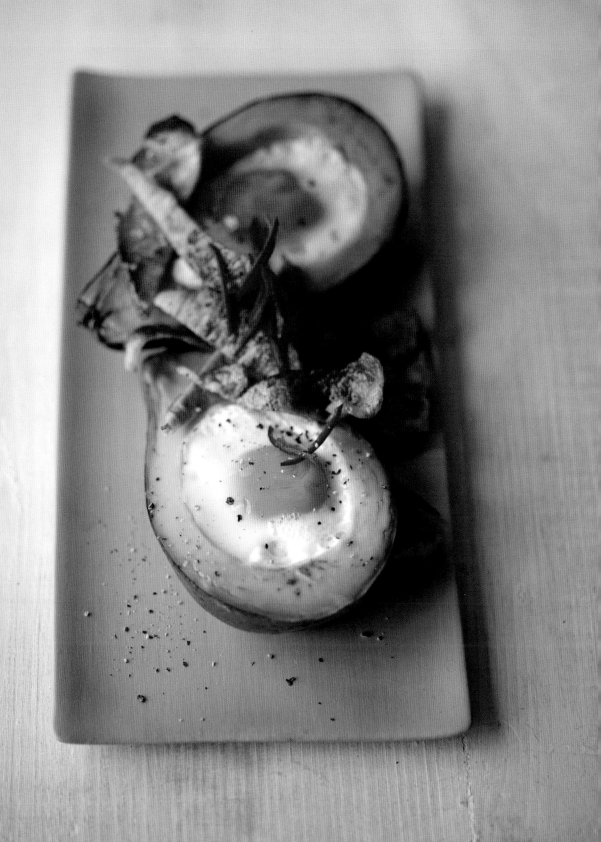

印度香辣小羊肉

1 人份

可提前制作

配料：

- 150克原味酸奶
- 2汤匙杏仁粉
- 2茶匙印度咖喱粉
- 1茶匙烟熏辣椒粉
- 盐和胡椒
- 4片羊肉，每片大约200克
- 1大把嫩菠菜叶
- 4个圣女果，对半切开
- 1/4段黄瓜，切成条
- 1/2株香菜，只要叶子，
  粗略切碎
- 1个柠檬的柠檬汁

这道菜可是晚宴级别的菜品！从图中可以看到，我将这道菜做了双份。确保你买到的是羊肉片，而不是排骨，因为羊肉比排骨的脂肪含量更低。如果这道菜你没吃完的话（当然这是不可能的！），剩到第二天的羊肉美味依旧，可以与一大份沙拉一起凉着吃。

制作方法：

将烤架预热至最高温度，在烤盘里铺上烘焙羊皮纸（这只是为了容易清洗）。

将酸奶、杏仁粉、印度咖喱粉和烟熏辣椒粉放入一个碗中，同时加入适量盐和胡椒，充分混合均匀。

用入了味的酸奶覆盖住羊肉片，然后将羊肉平铺在准备好的烤盘里。摇动烤盘，将羊肉两面各烤3~4分钟，这段时间酸奶应该有一部分会变成棕褐色。

烤羊肉的同时，将嫩菠菜叶、圣女果和黄瓜条放入碗中，轻轻摇匀，快速做一份沙拉。将做好的沙拉移入盘中。

将烤好的羊肉从烤架上移开，静置1~2分钟，再将羊肉放在沙拉上面。最后在顶部撒上香菜叶，挤出柠檬汁即可。

★ TOP TIP

可以搭配一大份你喜欢的绿色蔬菜食用，比如甘蓝、西兰花、荷兰豆或四季豆等。

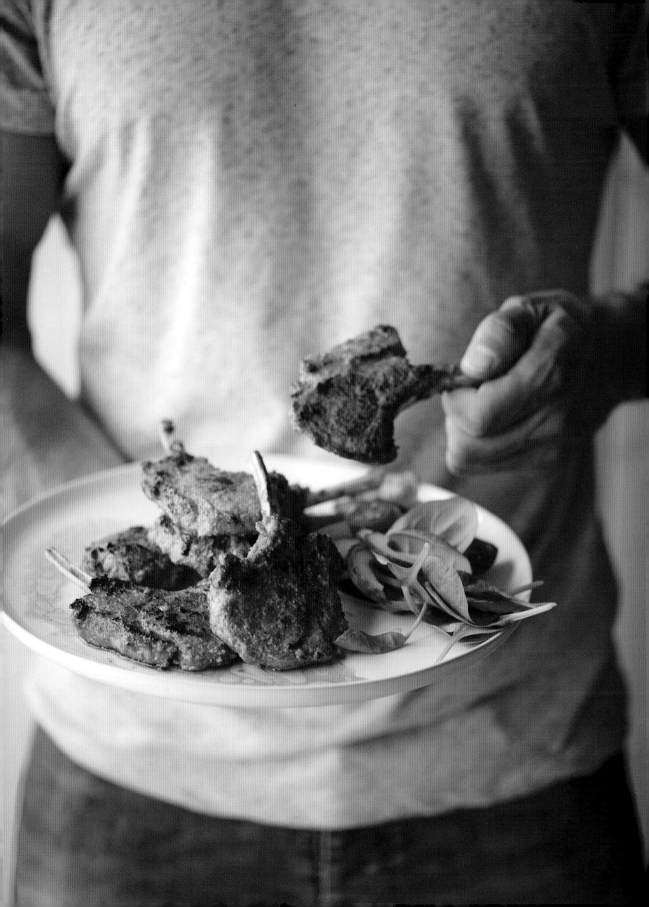

烟熏辣椒味杏仁鸡肉

1 / 人份

这道菜可是西班牙菜品的巅峰之作。我大爱杏仁和辣椒粉搭配起来的味道！真的很好吃，而且制作起来也非常容易。

可提前制作

配料：

- 1/2汤匙椰子油
- 1/2个红皮洋葱，细细切碎
- 1瓣蒜，细细切碎
- 1根红辣椒，去除辣椒籽，切丝
- 2茶匙烟熏辣椒粉
- 1茶匙干牛至叶
  （牛至，又名止痢草、土香薷、小叶薄荷，是一种多年生草本植物）
- 1块240克的无皮鸡胸肉，切成1厘米宽的厚条
- 5个圣女果，对半切开
- 20克去皮杏仁
- 一大把嫩菠菜叶
- 盐和胡椒
- 1个柠檬的柠檬汁

制作方法：

取一只大的平底锅，倒入椰子油，以中高温加热。加入洋葱、大蒜和红辣椒，不断翻炒2分钟，或炒至这些蔬菜刚刚开始变软。

将烟熏辣椒粉和干牛至叶撒入其中，翻炒至锅里的蔬菜都裹上一层辣椒粉，然后将火温升至最高。将鸡肉和切开的圣女果投入锅中，不断翻炒3~4分钟，或炒至鸡肉完全熟透。挑选其中大块的鸡肉从中间切断，查看是否从里到外都已变成白色，不能留有一点粉色的生肉。

加入杏仁和菠菜叶，翻炒2分钟，或炒至菠菜叶完全软化。

将做好的鸡肉装盘，在上面撒入盐和胡椒，挤出柠檬汁即可。

★ **TOP TIP**

可以搭配一大份你最喜欢的绿色蔬菜食用，比如菠菜、甘蓝、西兰花、荷兰豆或四季豆等。

尖椒毛豆鲑鱼沙拉

带荚冷冻的毛豆如今已经走近了我们的生活，所以，好好利用这些食材！这款沙拉富含欧米伽 3 脂肪酸，有助于你的减肥和健康。而且，打包作为午餐也非常适合。

制作方法：

取两只深平底锅，各自添水，烧至沸腾，将鲑鱼肉和毛豆分别放入两只平底锅中。毛豆煮 1 分 30 秒，然后捞出，放在流动的冷水下过滤，然后用滤网或者滤锅沥干水分。将鲑鱼煮 12 分钟，或煮至鱼肉完全熟透。用漏勺小心地将煮好的鲑鱼捞起，放入盘中。待鲑鱼冷却到手触不烫时，将鱼皮揭下。

期间，将切好的尖椒、蜂蜜、鱼露、生抽、芝麻油和小葱混合，做一个酱汁。

将煮好的毛豆倒入一个碗中，加入红辣椒丝、核桃和芝麻菜。再倒入刚才做好的酱汁，将所有食材搅拌在一起制成沙拉。

将做好的沙拉装盘，煮好的鲑鱼肉放在顶端。这道菜无论是温热时吃还是冷却到室温再吃都一样美味，你可以自由选择！

1 / 人份

可提前制作

配料：

- 1块250克的鲑鱼肉，带皮
- 200克毛豆
- 1根红尖椒，切丁（如果你不喜欢太辣，可以去除里面的辣椒籽）
- 1茶匙蜂蜜
- 2茶匙鱼露
- 1汤匙生抽酱油
- 2茶匙芝麻油
- 2段小葱，切成薄片
- 1根红辣椒，去籽，切片
- 25克核桃
- 1小把芝麻菜

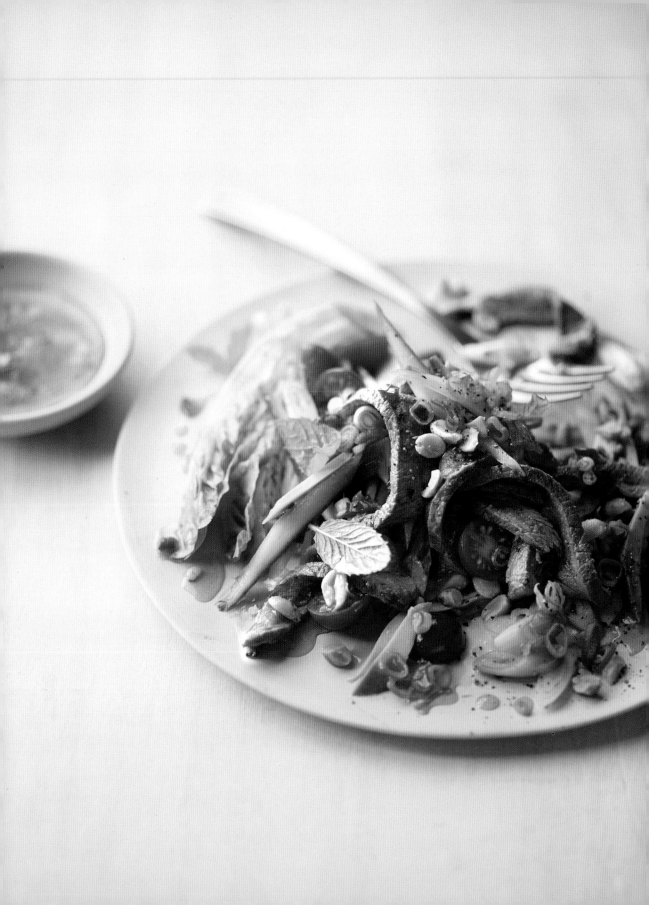

泰式牛肉沙拉

这道菜里的牛肉如果用大虾或鸡肉来代替也同样可口诱人。你可以批量制作一些酱汁，放在冰箱里冷藏，最多能保存 3 天。

制作方法：

取一只平底锅，倒入椰子油，以高温加热。用适量盐和胡椒腌制牛排。椰子油化开，油温够热时，小心地将牛排铺在平底锅里，两面各煎 2 分钟。将煎好的牛排移至盘子里，静置 2 分钟。

煎牛排的同时，将鱼露、柠檬汁、柠檬香茅、辣椒和芝麻油放入一个大碗中，混合均匀，做一个酱汁。再加入黄瓜和小葱，混合均匀，静置 2 分钟。

准备吃的时候，再在和好的酱汁中加入切好的牛油果、圣女果、迷你罗马生菜、黄瓜和小葱，轻轻地将所有食材混合在一起。

将做好的沙拉盛入盘中，再将煎好的牛排切片，放在沙拉上面，最后把切碎的花生以及粗略撕碎的香菜叶和薄荷叶撒在顶端即可。

可提前制作

配料：

- 1/2汤匙椰子油
- 1块250克的沙朗牛排，去掉可以看到的肥肉部分
- 盐和胡椒
- 1汤匙鱼露
- 2个柠檬的柠檬汁
- 1根柠檬香茅，只要柔软的白色部分，切成薄片
- 1根红尖椒，细细切碎（如果你不喜欢太辣，可以去除辣椒籽）
- 2茶匙芝麻油
- 1/4段黄瓜，切成小条
- 2段小葱，细细切碎
- 1个牛油果，细细切碎
- 4个圣女果，对半切开
- 1棵迷你罗马生菜，每片叶子分开
- 20克花生，粗略切碎
- 薄荷叶和香菜叶（装盘时用）

莎莎酱拌金枪鱼排

如果你不喜欢罐装金枪鱼，那就亲手做一块新鲜的金枪鱼排吧。这种食物不仅吃起来味道鲜美，而且对你的身体健康也大有裨益。这道菜所用的金枪鱼蛋白质含量极高，里面的牛油果可以为你提供身体必需的健康脂肪。

制作方法：

用适量盐和胡椒腌制金枪鱼，使其均匀入味。取一只平底锅或煎锅，倒入椰子油，以高温加热。将金枪鱼轻轻铺在锅底，两面各煎大约2分钟，或煎至你个人喜欢的程度。要注意，不要煎过头了，因为金枪鱼很瘦，非常容易变干。将煎好的金枪鱼移入盘中静置，这段时间你可以去准备莎莎酱。

制作莎莎酱也很容易，只需将剩下的所有配料混合在一起，边尝边调味即可。

用勺子将制好的莎莎酱浇到煎好的金枪鱼排上，这道菜就完美收官了。

配料：

- 1块300克的金枪鱼排
- 盐和胡椒
- 1汤匙椰子油
- 2段小葱，细细切成葱圈
- 2汤匙罐装红豆
- 1个牛油果，粗略切成丁
- 1/2个芒果（大约100克），粗略切成丁
- 1个小点的西红柿，粗略切成丁
- 1汤匙橄榄油
- 1个柠檬的柠檬汁
- 1/4段香菜，只要叶子，粗略切碎

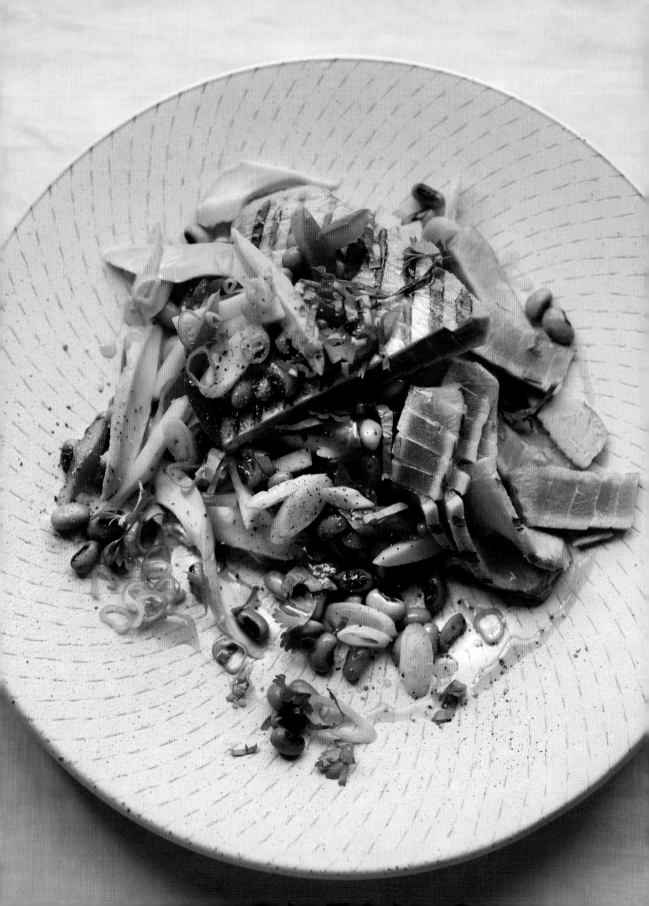

快煮鲑鱼大杂烩

2/
人份

可提前制作

适合冷藏

配料：

- 1汤匙椰子油
- 1个小点的红皮洋葱，
  粗略切成丁
- 1个小点的西葫芦，
  切成1厘米厚的片
- 1个小点的茄子，
  切成1厘米厚的片
- 1根百里香
- 1汤匙番茄酱
- 2茶匙意大利黑醋
- 2块250克的无皮鲑鱼

大杂烩菜用不着花费很长时间！你只需确保将所有的蔬菜大致切成一样大小的块，让它们快速且均匀地煮熟。

制作方法：

取一只大的煮锅，添水烧至沸腾，准备煮鲑鱼。

烧水期间，另取一只大的深平底锅，倒入椰子油，以中高温加热化开。加入切好的洋葱、西葫芦、茄子，翻炒大约4分钟，或炒至它们刚刚开始变软变色。

加入百里香，再炒1分钟，然后将番茄酱挤入其中翻炒，使所有的食材都裹上一层番茄酱。继续不断地翻炒，大约45秒钟后，倒入意大利黑醋和100毫升水。加热煮沸，然后调小火，慢炖大约10分钟，或炖至里面的蔬菜变软。如果汤汁变得很浓稠，可以再加入大约50毫升的水。

杂烩菜慢炖期间，将鲑鱼滑入煮开的沸水中。适当调低火温，煮10分钟，或煮至鲑鱼肉熟透。

用漏勺将煮好的鲑鱼小心地捞出，沥尽水分。将炖好的杂烩装盘，再将鲜美的鲑鱼放在上面即可。

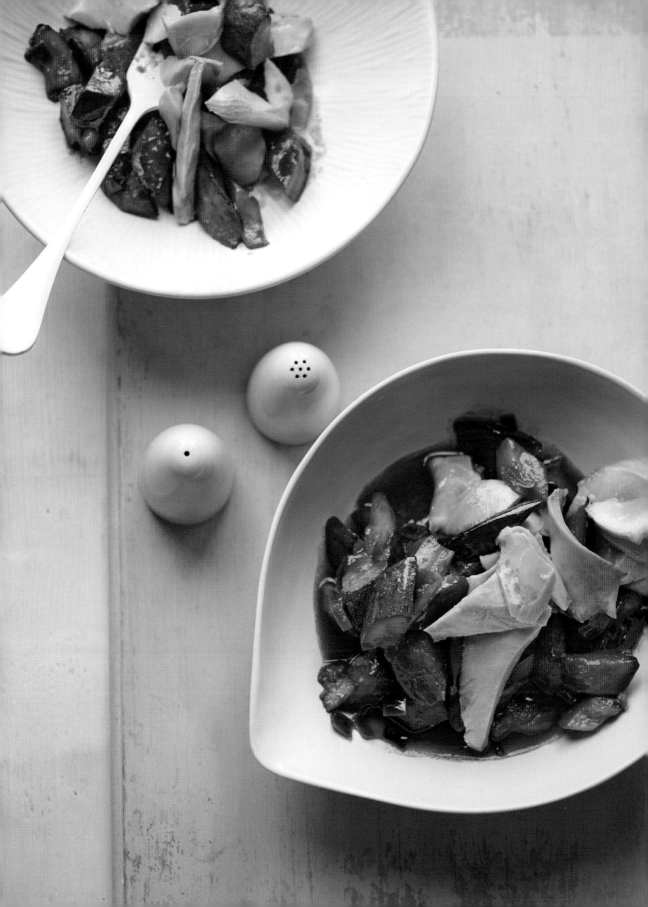

火鸡肉末生菜船

2人份
大约制作
12只小船

可提前制作

配料：

- 1汤匙椰子油
- 500克火鸡肉末
- 5段葱，细细切碎
- 2瓣蒜，细细切碎
- 1根红尖椒，细细切碎
  （如果你不喜欢太辣，
  可以去除辣椒籽）
- 1汤匙鱼露
- 1个柠檬的柠檬汁
- 1小把香菜，只要叶子，
  粗略切碎
- 2个牛油果，粗略切碎
- 2个西红柿，粗略切碎
- 2~3棵迷你罗马生菜，
  每片叶子分开

这道菜火辣鲜香，风味十足，这些小船造型的佳肴既可以上得了派对晚宴的台面，又可以作为便捷午餐。如果你厌倦了火鸡肉末的味道，可以尝试用牛肉末或虾肉来代替。

制作方法：

取一只大的平底锅，倒入椰子油，以高温加热。加入火鸡肉末，炒2~3分钟，炒的时候将肉末分开。加入小葱、大蒜、尖椒，再爆炒2分钟，这时火鸡肉末应该已经炒熟。加入鱼露、柠檬汁和香菜。将所有食材充分混合均匀，然后将平底锅从火上端离。

取一只碗，将牛油果和西红柿混合在一起。

将迷你罗马生菜的叶子铺在盘子里，摆出小船的造型，然后用勺子将炒好的火鸡肉末放入"小船"里，再用牛油果和西红柿覆盖火鸡肉末即可。现在，欢迎来到吃货世界，尽情享用吧。

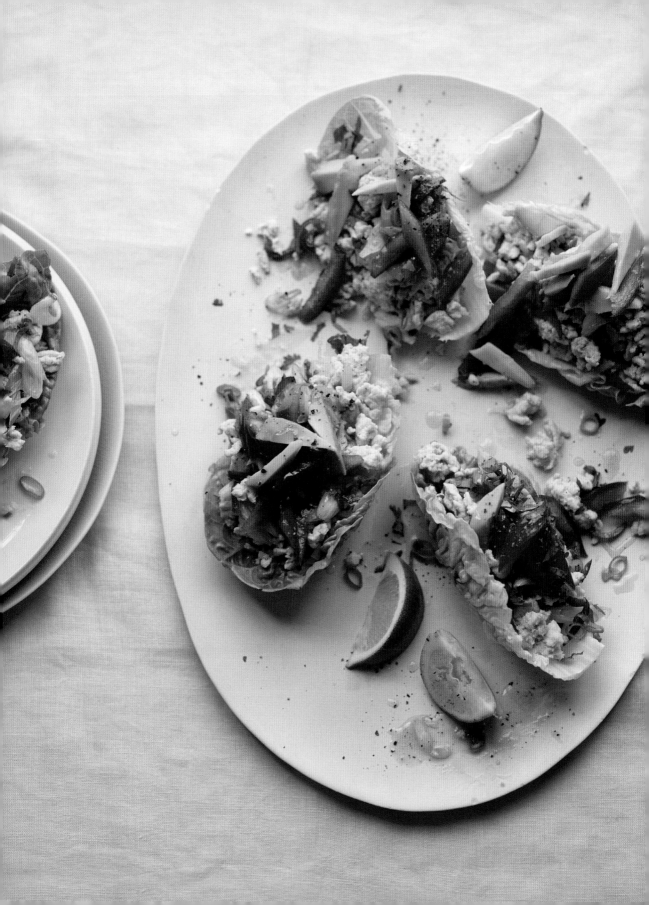

意式香肠

2
人份

可提前制作

适合冷藏

配料：

- 12根直布罗陀香肠
- 1汤匙橄榄油
- 1茶匙茴香籽
- 2根葱，粗略切碎
- 1瓣蒜，粗略切碎
- 1根百里香
- 2个球茎茴香，粗略切成丁
- 2根芹菜梗，粗略切成丁
- 1个西葫芦，粗略切成丁
- 6个圣女果
- 1汤匙番茄酱
- 250毫升鸡汤
- 1/2根欧芹，只要叶子，
  粗略切碎

如果你喜欢香肠的话，那么这道菜正合你意。这个食谱所用到的配料比大多数15分钟轻松瘦食谱都要多，但是，这些额外功夫做得绝对超值。这是足够两人份的量——对我来说，可以吃一半，剩下的一半打包第二天再吃。

制作方法：

将你的烤架预热至最高温。把香肠成排摆放在烤盘里，两面各烤大约5分钟，或烤至香肠熟透，变成棕褐色。将其中一根香肠横向切开检查，确保没有遗留任何粉色的生肉。

烤香肠期间，另取一只深平底锅，倒入橄榄油加热，再加入茴香籽炒大约20秒钟，这时茴香籽就会散发出香味。加入切好的葱、大蒜、百里香、球茎茴香、芹菜和西葫芦，翻炒2分钟，或炒至所有食材开始变软。加入圣女果和番茄酱，再炒1分钟。

倒入鸡汤，煮至沸腾，再略微调小火保持半开状态。把烤好的香肠倒入锅中，将所有食材煮1分钟。加入欧芹叶，搅拌均匀，起锅装盘即可。

★ TOP TIP

可以搭配一大份你最喜欢的绿色蔬菜食用，比如菠菜、甘蓝、西兰花、荷兰豆或四季豆等。

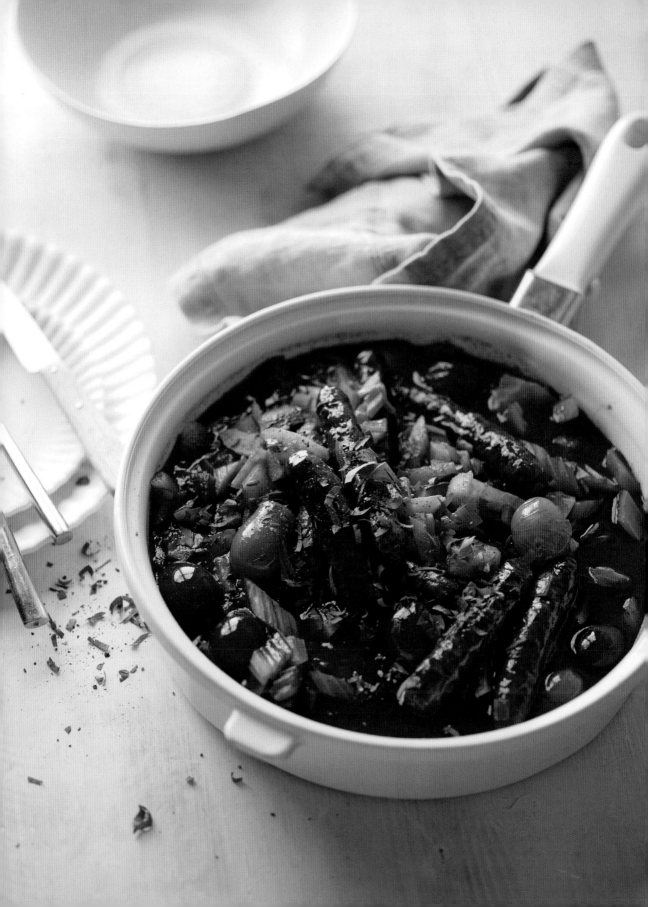

奶油风味牛排配菠菜

2/
人份

我的天哪！牛排，白酒，还有高脂厚奶油？我这是在做梦吗？这道菜的搭配听起来驴唇不对马嘴，但是你绝对会爱上它的味道，而且它还富含健康脂肪和蛋白质哦。

配料：

- 2汤匙橄榄油
- 2块250~300克的沙朗牛排，去调可以看见的肥肉部分
- 盐和胡椒
- 8个蘑菇，粗略切碎
- 白酒
- 4把嫩菠菜叶
- 75毫升高脂厚奶油

制作方法：

取一只平底锅，以高温预热。将一汤匙橄榄油缓缓倒在牛排上，涂抹进肉的纹理中，再用盐和胡椒腌制牛排，使其均匀入味。将腌好的牛排铺在热平底锅里，两面各煎3分钟。这样煎出的牛排是四分熟的（如果你更喜欢五分熟或全熟的牛排，可以按照你喜欢的程度适当延长煎制的时间）。等牛排煎到你满意的程度，将其装盘静置，这时你就可以去制作奶油风味的配菜。

用一点厨房卷纸将平底锅擦干净，将剩下的橄榄油倒入其中，以中高温加热。放入切好的蘑菇，轻按两三次，挤压出水分煎1~2分钟，或煎至蘑菇轻微变色。加入盐和胡椒调味，将火调至最高温。

倒入白酒，使其煮沸冒泡，蒸发至完全消失。加入嫩菠菜叶，轻轻转动平底锅，直至菠菜叶几乎完全软化。品尝一下味道，如果太淡的话，可以再加入适量盐和胡椒。

先花一分钟的时间欣赏一下你亲手做出的美味佳肴，再开始狼吞虎咽吧！

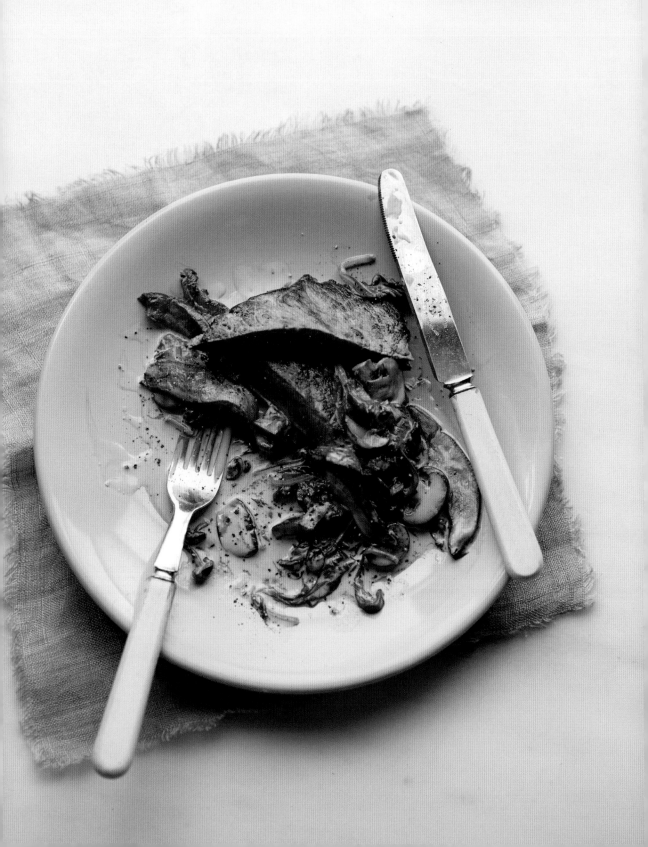

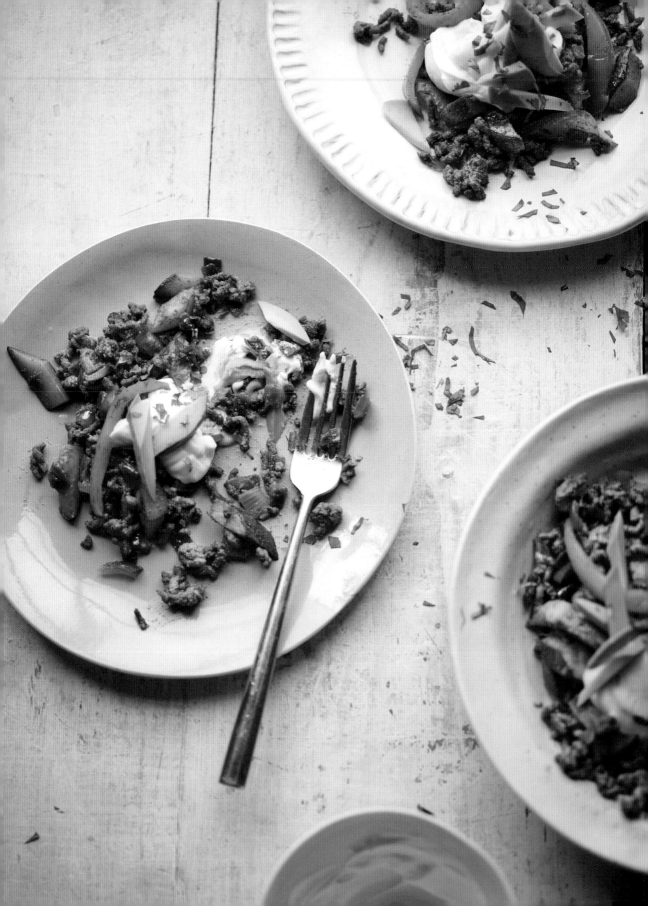

尖椒牛肉末配牛油果

1 / 人份

这是一道"只要将所有食材扔进锅里"就可以做出的菜，超级简单，但非常好吃！这道菜也可以凉着吃，打包作为午餐再合适不过了。

制作方法：

取一只大的平底锅，倒入椰子油，以高温加热。放入切好的洋葱、尖椒、灯笼椒和西葫芦，爆炒 1 ~ 2 分钟，或炒至这些蔬菜开始软化变色。

加入牛肉末，炒至牛肉与其他配料充分混合，用铲子将粘连成块的牛肉末分开。继续翻炒大约 3 分钟，这时牛肉末应该已经被完全炒熟。

加入辣椒粉和孜然粉，以及适量的盐和胡椒，再炒30 秒钟。

将炒好的尖椒牛肉末盛出装盘，然后将酸奶和牛油果盖在上面，如果愿意加香菜的话，再撒上香菜叶即可。

可提前制作

配料：

- 1/2汤匙椰子油
- 1个小点的红皮洋葱，切丁
- 1根青尖椒，细细切碎（如果你不喜欢太辣，可以去除辣椒籽）
- 1个红色或黄色的灯笼椒，去籽，切丝
- 1/2个西葫芦，切丁
- 300克去调肥肉（大约占5%）的牛肉末
- 1茶匙烟熏辣椒粉
- 2茶匙孜然粉
- 盐和胡椒
- 1汤匙全脂希腊酸奶
- 1/2个牛油果，切片
- 1/2棵香菜，只要叶子，粗略切碎（可省略）

可提前制作

适合冷藏

配料：

- 3瓣蒜，粗略切碎
- 1块长3厘米的生姜，
  粗略切碎
- 1个青尖椒，粗略切碎
  （如果你不喜欢太辣，
  可以去除辣椒籽）
- 2个西红柿，粗略切碎
- 1汤匙椰子油
- 1个红皮洋葱，切丁
- 1汤匙印度咖喱粉
- 1汤匙孜然粉
- 1罐40毫升的全脂椰奶
- 500克黑线鳕鱼，去皮，
  切成大块
- 1个柠檬的柠檬汁
- 1/2棵香菜，只要叶子，
  粗略切碎

果阿咖喱鱼

　　想要吃到一份美味的咖喱，不必去印度啦。这份食谱简单到爆，但吃起来让人简直不敢相信。如果你不喜欢吃鱼，可以用250克无皮鸡胸肉来代替。对于这份食谱，你可以"像总裁一样霸气地备餐"，批量制作，然后冷藏。

制作方法：

　　将大蒜、生姜、尖椒和西红柿放入食物加工机中，搅拌至质地均匀，然后放到一边备用。

　　取一只炒锅或大的平底锅，倒入椰子油，以中高温加热。扔进洋葱，不断翻炒2分钟。撒入印度咖喱粉和孜然粉，不断翻炒30秒钟。将食物加工机处理好的食材倒入锅中，加热至沸腾，再倒入椰奶。再次加热至沸腾，然后调小火煮2分钟。

　　将切好的黑线鳕鱼倒入做好的咖喱中，继续慢炖大约3分钟，或煮至鱼肉刚好熟透。

　　加入柠檬汁，撒上香菜叶，即可。

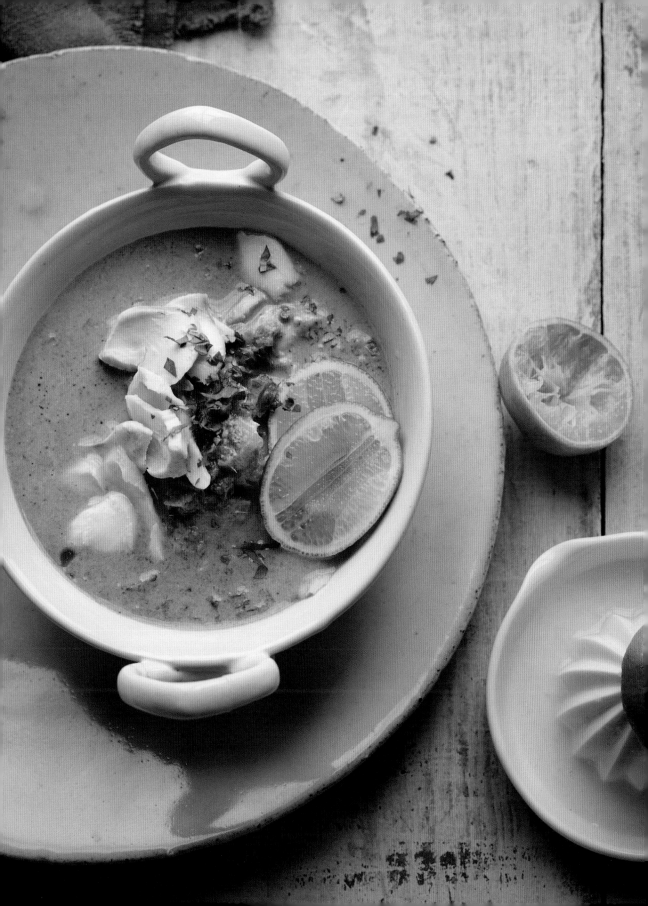

番茄鸡蛋炖西班牙香肠

如果你喜欢西班牙香肠的话，那么这道菜正合你的胃口。用西红柿炒西班牙香肠，能将食材所有的风味都逼出来，并且鸡蛋还可以为你提供健康脂肪。

配料：

- 1/2汤匙橄榄油
- 75克西班牙香肠
  （这里采用的是熏制肠，不是软香肠），切碎
- 少量辣椒碎
- 2段小葱，细细切碎
- 400克的番茄罐头
- 2个鸡蛋
- 2汤匙磨碎的帕尔玛干酪
- 少量点缀用的切碎的欧芹（可省略）

制作方法：

取一只小的平底锅，倒入橄榄油加热。放入西班牙香肠、辣椒碎和小葱，不断翻炒大约2分钟。

倒入番茄罐头，加热至沸腾，然后调小火炖1分钟。将火降至中低温，用铲子背尽可能地在番茄中间压出两个坑。每个坑里打入一个鸡蛋，将磨碎的帕尔玛干酪撒在鸡蛋上，然后盖上锅盖（如果你的平底锅没有配备锅盖的话，一个大盘子或一片锡纸也可以代替）。大约煮5~6分钟，或煮至蛋白全熟、蛋黄1/2熟。

如果你愿意加的话，可撒入切碎的欧芹作为点缀。

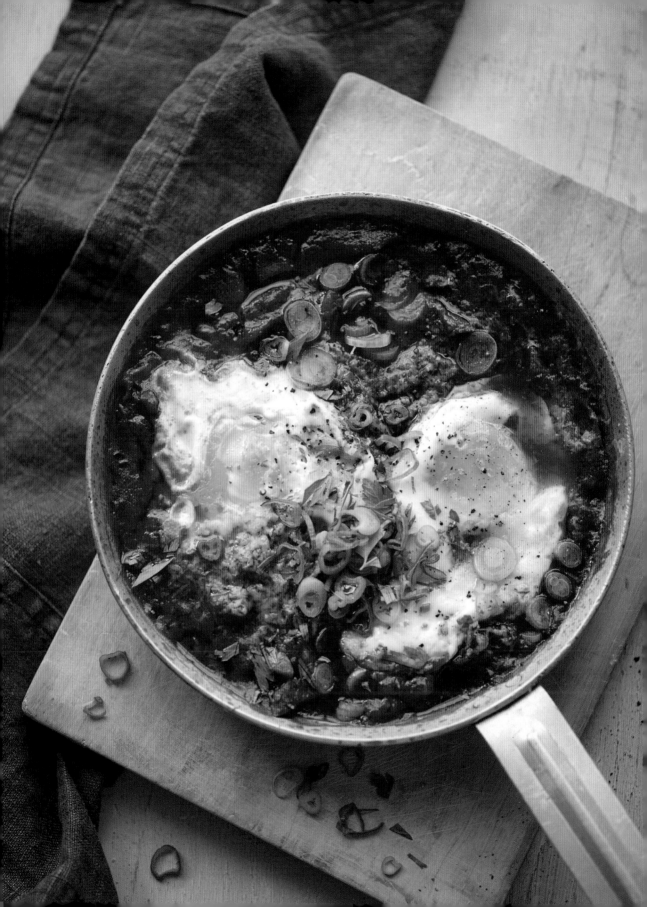

虾仁豆芽煎蛋卷

这是我独创版本的芙蓉蛋，而且这道菜真的很便捷，可以作为早餐的选择。也可以在其中加入其他蔬菜。

制作方法：

将鸡蛋打入碗中，加入酱油和芝麻油以及适量黑胡椒。然后将鸡蛋完全打散。

取一只小的（直径大约15厘米）平底锅，倒入花生油，以高温加热。油热后，倒入打散的鸡蛋液，用锅铲将蛋液铺匀，就像摊鸡蛋那样。等大部分蛋液定型后，将火调至中温。

将虾仁放在做好的煎蛋卷上，接着再放上豆芽。将蛋卷对半合上，让里面的虾仁和豆芽温热30秒。

将煎蛋卷轻轻装盘，撒上切好的红尖椒、腰果，如果愿意加香菜的话，再撒上香菜叶即可。

配料：

- 3个鸡蛋
- 2茶匙生抽酱油
- 2茶匙煎过的芝麻油
- 胡椒
- 1汤匙花生油
- 200克熟虾仁
- 30克豆芽
- 1/2根红尖椒，细细切碎（如果你不喜欢太辣，可以去除辣椒籽）
- 20克腰果，粗略切碎
- 少量香菜叶（可省略）

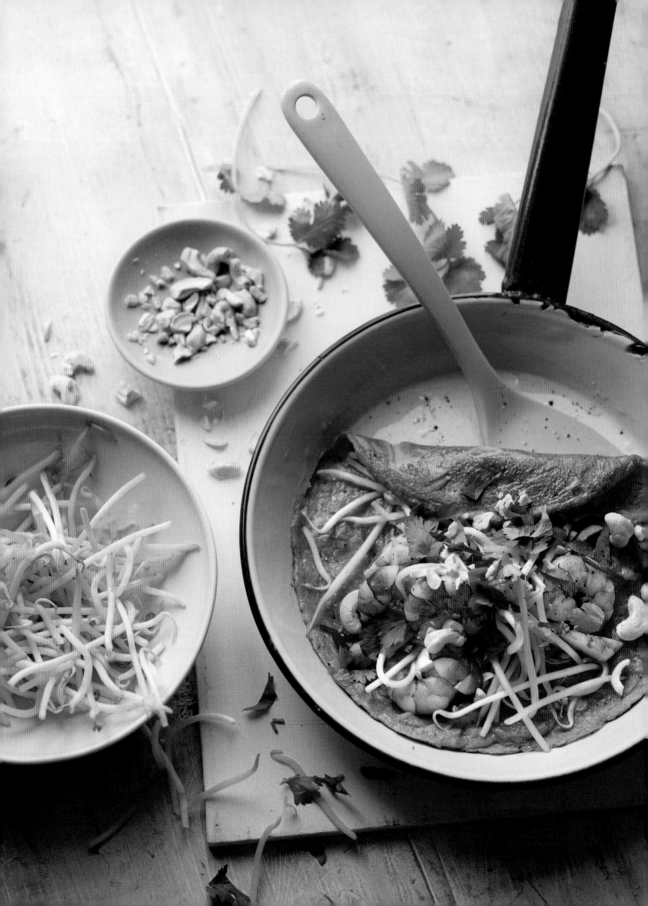

水煮鲑鱼拌培根

可提前制作

配料：

- 2块250克的无皮鲑鱼
- 1/2汤匙橄榄油
- 2片厚的烟熏外脊培根，去掉可以看见的肥肉部分，切成1厘米宽的条
- 1个西葫芦，切成半圆形
- 200克"迷你树"（茎嫩的西兰花），大块的纵向切成两半
- 8个圣女果
- 2把嫩菠菜叶
- 盐和胡椒
- 40克松子
- 磨碎的帕尔玛干酪，装盘时用

嗯，培根加鲑鱼。是的，就是这个味！这道菜不仅在口味上绝对是赢家，还富含那些人体必需的欧米伽3脂肪酸，有助于保持身材。

制作方法：

取一只深平底锅，添水烧至沸腾。将鲑鱼小心地下入水中，减小火，保持半开。将鲑鱼煮10分钟，或煮至鱼肉完全熟透。用一把漏勺将煮好的鲑鱼从水里小心捞起，沥尽水分。

煮鲑鱼的期间，另取一只平底锅，倒入橄榄油，以中高温加热。油热后，放入切好的培根，炒1分钟。然后加入切好的西葫芦、"迷你树"，再炒1分钟。加入圣女果，炒1分钟，或炒至圣女果爆皮开裂，渗出果肉里面美味的汁液。加入菠菜叶，炒至叶片变软，再加入少许盐和适量胡椒调味。

将炒好的培根和蔬菜分成两份盛入两个盘子，分别摆上煮好的鲑鱼，撒上松子。最后，撒上一点磨碎的帕尔玛干酪即可。

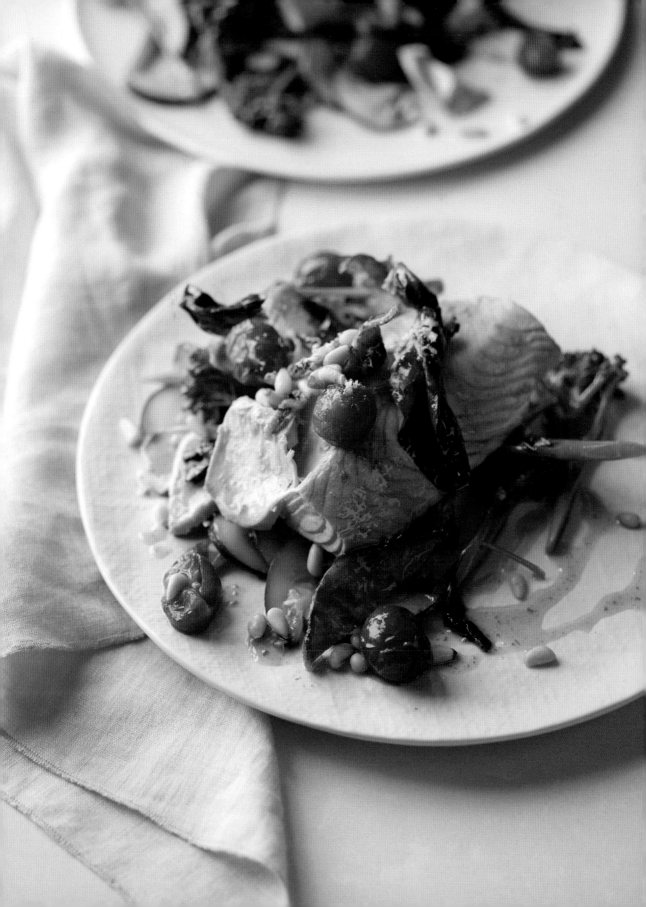

花椰菜、豌豆
印度奶酪配海鲈鱼

这种印度鲜奶酪（paneer）与哈罗米芝士非常相似，与这道菜中的海鲈鱼和花椰菜搭配起来也非常完美。如果你买不到这种印度奶酪的话，完全可以用哈罗米芝士来代替。印度咖喱粉是橱柜储存必备单品，它几乎能将任何食材的滋味大大提升！

配料：

- 1个小点的花椰菜，撕成小朵
- 1汤匙椰子油
- 1个红皮洋葱，切丁
- 一块2厘米生姜，细细切碎
- 150克印度奶酪，粗略切成2厘米见方的小块
- 1汤匙印度咖喱粉
- 125克冰冻豌豆
- 2把嫩菠菜叶
- 1/2棵香菜，只要叶子，粗略切碎
- 4块120克的海鲈鱼，带皮，刮去鳞片
- 盐和胡椒
- 1个柠檬的柠檬汁

制作方法：

取一只大的深平底锅，添水烧至沸腾，加入撕成小朵的花椰菜，煮3分钟。用滤网或者滤锅将煮好的花椰菜捞出，沥尽水分，然后用流动的冷水冲洗。冲完后，将花椰菜放在滤网或者滤锅里自然冷却。

另取一只大的平底锅或炒菜锅，倒入1/2汤匙椰子油，以中高温加热。加入洋葱，爆炒2分钟，或炒至洋葱开始变软。然后加入生姜，再炒1分钟。

加入印度奶酪、印度咖喱粉和冷冻豌豆，翻炒1~2分钟，或炒至豌豆解冻、内外温热。如果印度咖喱粉看起来要粘住锅底炒糊，可以加入少量水。放入菠菜叶、花椰菜和香菜，炒至菠菜叶完全变软。

再取一只平底锅，倒入剩下的椰子油，以中高温加热。用盐和胡椒腌制海鲈鱼，使其均匀入味。油热后，把海鲈鱼铺在平底锅中，鱼皮部分在下。不要翻面，煎1~2分钟，直至鱼皮酥脆，然后翻面，将另一面再煎1分钟。

将炒好的印度奶酪和蔬菜分成两份，盛入两个盘子里，再将煎好的海鲈鱼分贝放在蔬菜上。最后，分别挤入柠檬汁即可。

菠菜培根蒸鸡蛋

这道菜里的鸡蛋是蒸出来的。我大爱蒸蛋柔滑的质地，但是如果你更喜欢水煮蛋或者煎鸡蛋，也可以大胆尝试。

制作方法：

取一只深平底锅，添水烧至沸腾，在上面放一个蒸笼。

将一大块黄油分别装进两个容器里，再分别打进两个鸡蛋。水沸腾后，等有大量水汽从蒸笼里蒸发而出，就将容器小心地摆放在蒸笼里。盖上盖子，将鸡蛋蒸 6~10 分钟，或蒸至蛋白熟透，蛋黄 1/2 熟。

蒸鸡蛋的同时，取一只大的平底锅，倒入橄榄油，以中高温加热。油热后，加入培根，炒 1~2 分钟，或炒至培根酥脆。加入菠菜叶，炒至叶片变软，然后加入盐和胡椒调味。

将蒸好的鸡蛋和炒好的培根菠菜装盘，撒上松子即可。

配料：

- 1大块黄油
- 2个大鸡蛋
- 1/2汤匙橄榄油
- 4片烟熏外脊培根，可以看见的肥肉部分，切成1厘米厚的条
- 2大把嫩菠菜叶
- 盐和胡椒
- 2汤匙松子

鲑鱼酸豆卡普列塞沙拉

2/人份

可提前制作

配料：

- 4汤匙轻质橄榄油
- 2块250克的无皮鲑鱼肉
- 1茶匙第戎芥末酱
- 1/2个柠檬的柠檬汁
- 2茶匙酸豆
- 1个牛油果，粗略切丁
- 2个熟透的西红柿，
  粗略切碎
- 1个马苏里拉奶酪团，
  撕成片状
- 1小把罗勒叶
- 50克核桃，粗略切碎

享用这道菜品时，闭上双眼，你会产生一种身在意大利的感觉。卡普列塞沙拉（一种意式沙拉，由于发源于米开朗基罗的故乡——意大利卡普列塞镇而闻名全球）、酸豆和新鲜的罗勒叶，多么奇妙的味觉搭配！

制作方法：

取一只平底锅，倒入 1 汤匙橄榄油，以中高温加热。放入鲑鱼，两面各煎 1~2 分钟，这时鲑鱼肉应该轻微变色。用一把小铲子将鲑鱼肉切成大块，再煎 2~3 分钟，或煎至鱼肉刚好完全熟透。起锅，将煎好的鲑鱼盛入盘中。

将芥末酱、柠檬汁、酸豆和剩下的橄榄油混合，做成基础调味品。

将切好的牛油果、西红柿和马苏里拉奶酪分成两份，分别装进两个盘子里。分别将鲑鱼块放在上面，撒上罗勒叶和核桃，最后用勺子将做好的基础调味品盖在上面，即可。

★ TOP TIP

买一些调味用的草本植物，种在窗台上的花盆里，你就拥有了永久免费的调味品香料。

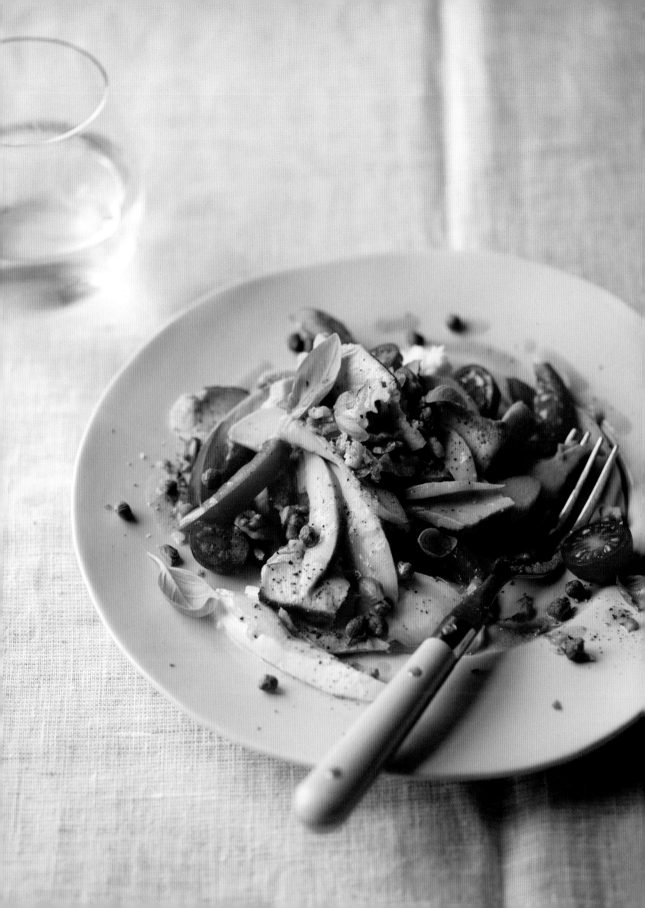

照烧鲑鱼西葫芦丝面

1/**人份**

可提前制作

配料：

- 1/2汤匙椰子油
- 1块240克的无皮鲑鱼
- 2段小葱，细细切片
- 一块2厘米长的生姜，
  细细切碎
- 2汤匙生抽酱油
- 1汤匙蜂蜜
- 1/2汤匙白醋
- 4个圣女果，对半切开
- 1个大点的西葫芦，
  用切丝
- 器或削皮机做成面条状
  的细长条
- 2茶匙芝麻油

如果你没有螺旋切丝器，可以用一个削皮机将西葫芦削成长长的带状薄片，这样你就可以把所有西葫芦薄片摞起来，再用一把刀将薄片切成像面条一样的细条状。

制作方法：

取一只平底锅，倒入一半椰子油，以中高温加热。油热后，滑入鲑鱼，两面各煎2~3分钟，或煎至鲑鱼肉变成浅棕色、几乎熟透。

煎鲑鱼的同时，将切好的葱、生姜、生抽、蜂蜜和白醋混合，制作照烧酱。将制作好的照烧酱倒入平底锅中，与鲑鱼混合，使其煮沸冒泡，然后将平底锅从火上端离。

另取一只平底锅，倒入剩下的椰子油，以高温加热。倒入圣女果，爆炒1分钟。将做好的西葫芦丝面条轻轻放入锅中，轻摇平底锅1分钟，使其达到内外温热就可以。

将西葫芦面和圣女果装盘，然后盖上做好的照烧鲑鱼。最后滴一点芝麻油即可。

独创燕麦煎鸡排

你在一整天的工作之后，感到压力巨大吗？那就照这份食谱制作美食吧，你可以将全部压力都发泄在鸡肉上。抄起擀面杖或者挥起你的拳头，给它造成一万点伤害，当然这样做也是为了让它熟得更快。哦，我有没有提到它还包裹着一层燕麦加坚果制作的脆皮？如果将这种脆皮在椰子油里那么一煎，味道简直无敌！

制作方法：

取一只浅盘子，将燕麦片、杏仁粉和烟熏辣椒粉混合在一起，再加入适量盐和胡椒。再取一只浅口碗，打入鸡蛋，均匀打散。

在你的案板上铺一层保鲜膜，将鸡胸肉放在上面，周围留出足够空间，再在上面覆盖一层保鲜膜。用擀面杖、肉锤或者其他钝器，敲打鸡胸肉，直至厚度变为原来的一半，肉质变软。将打好的鸡胸肉从保鲜膜上取下，撒满面粉，轻轻抖动，去除多余的面粉，然后蘸取打散的鸡蛋液，再次抖动，去除多余部分。最后，将鸡胸肉粘上燕麦片和杏仁粉混合而成的脆皮，轻压鸡肉，尽可能使其两面都均匀地裹满脆皮。

取一只大的平底不粘锅，倒入椰子油，以中高温加热。将粘满脆皮的鸡胸肉放入油中，两面各煎大约 4 分钟，或煎至鸡肉完全熟透。切开鸡肉最厚的部分检查，确保鸡肉从里到外都是白色，没有遗留的粉色生肉。将煎好的鸡胸肉放在厨房纸上，吸干多余的油分。

将切好的黄瓜、西红柿、牛油果、橄榄油和柠檬汁混合在一起，做一份快捷的沙拉，与煎好的燕麦鸡排一起享用吧。

2／人份

可提前制作

（但是再次加热要使用烤箱，不能使用微波炉）

适合冷藏

配料：

- 50 克燕麦片
- 50 克杏仁粉
- 3 茶匙烟熏辣椒粉
- 盐和胡椒
- 1 个鸡蛋
- 2 块 220 克的无皮鸡胸肉
- 2 汤匙面粉
- 1 汤匙椰子油
- 1/2 根黄瓜，粗略切成 2 厘米厚的片
- 1 个大点的西红柿，粗略切碎
- 1 个牛油果，粗略切碎
- 1 汤匙橄榄油
- 柠檬汁

椰奶贻贝

配料:

- 1汤匙椰子油
- 2粒大料
- 6段葱,细细切片
- 2瓣蒜,细细切碎
- 1根柠檬香茅,以刀背敲软
- 1根红尖椒,粗略切碎(如果你不喜欢太辣,可以去除辣椒籽)
- 1罐400毫升的全脂椰奶
- 2千克贻贝,洗净贝壳,去除足丝
- 2汤匙鱼露
- 1根香菜,只要叶子,粗略切碎
- 2个柠檬

如果你从来没尝试过在椰奶里面烹饪贻贝,那么这次机会来了。贻贝也可以用鱼或大虾来代替,味道同样很赞。

制作方法:

取一只带锅盖(或者你可以用一个大盘子或一块锡纸来代替)的大号平底锅或炒锅,倒入椰子油加热。椰子油溶化后,加入大料、葱、大蒜、柠檬香茅和尖椒,爆炒1分钟,或炒至葱和大蒜开始变软——这时炒出的香味也会勾起你的食欲!

倒入椰奶,煮至沸腾,再调小火,煮大约3分钟,使水分蒸发一部分。这时,去检查下你的贻贝:如果其中有张开口的,轻轻触碰也不会闭合,那就扔掉吧。将挑拣好的贻贝倒入椰奶中,翻炒一下,然后盖上锅盖,炖3~4分钟,不时地摇动一下平底锅。等到贝壳全部打开,贻贝就熟了,注意不要煮过了,因为煮过头的贻贝会变得很难嚼。扔掉不开口的贻贝。

将平底锅从火上端离,再加入鱼露、一半香菜叶和1个柠檬的汁液翻炒。将做好的贻贝分成两份,盛入两个碗中,再用剩下的一半香菜叶分别加以点缀。将另一个柠檬对半切开,放在碗的旁边,准备挤出柠檬汁。

★ **TOP TIP**

可以搭配一大份你最喜欢的绿色蔬菜食用,比如菠菜、甘蓝、西兰花、荷兰豆或四季豆等。

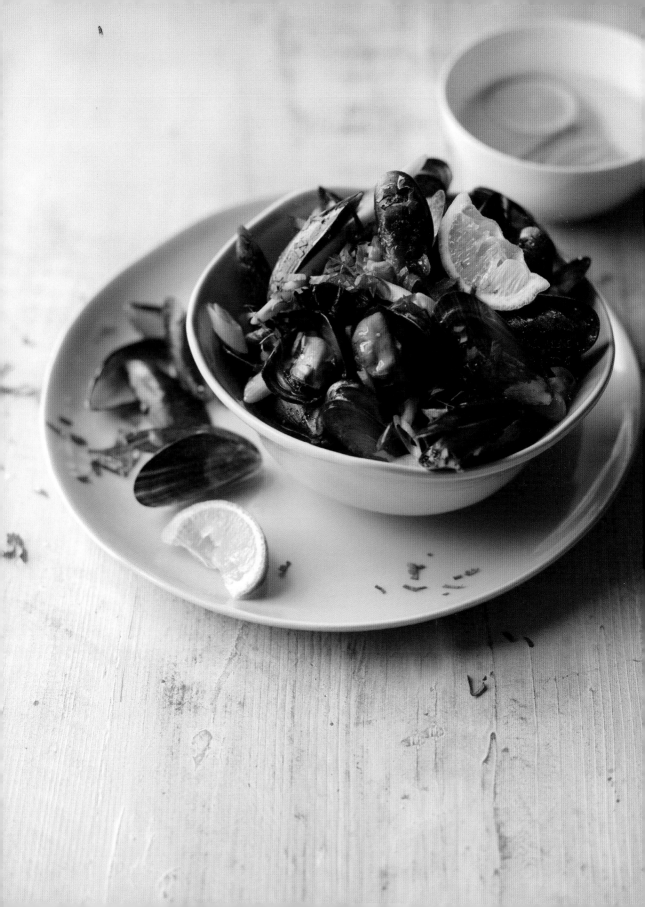

牛排配西班牙辣香肠
圣女果和甘蓝

配料：

- 2汤匙橄榄油
- 2块240克的沙朗牛排，去掉可以看见的肥肉部分
- 盐和胡椒
- 75克腌制的西班牙香肠，切丁
- 200克甘蓝，切除根部
- 8个圣女果，对半切开
- 1汤匙雪利酒醋，或意大利黑醋，或红酒醋

在一道菜里同时有牛排和西班牙香肠？算我一个！这道菜绝对是肉食主义者的最爱。如果你不喜欢甘蓝，用菠菜也无可厚非，但是一定要有一份绿色蔬菜。

制作方法：

取一只深平底锅，添水烧至沸腾。同时，另取一只平底锅，以高温预热。

将橄榄油刷在牛排上，用盐和胡椒腌制牛排，使其均匀入味。平底锅烧热后，将处理过的牛排小心放入锅中，煎2分钟，然后翻面，再煎2分钟。将煎好的牛排装盘，静置备用。

煎牛排期间，将切好的西班牙香肠倒入煎牛排的平底锅，将火调至低温，煎大约2分钟。同时，将甘蓝加入沸水中，煮1分钟，然后捞起用滤网或者滤锅沥尽水分。

将煎西班牙香肠的火温调至最高，然后在平底锅里加入圣女果，爆炒1分钟。倒醋，使其沸腾冒泡，全部蒸发。加入煮好的甘蓝，将所有食材完全混合均匀。

起锅，再加入盐和胡椒调味。将煎好的两块牛排分别放入两个盘子，再将炒好的香肠和蔬菜分别盖在牛排上即可。

经典烟熏鲑鱼配蒸蛋

这道王牌健康早餐是一份真正的 15 分钟轻松瘦食谱！如果每天早晨你都匆匆忙忙，那么这道菜再适合你不过了。而且，以黄油和低温蒸出来的鸡蛋，还有着很好的奶油质地。

制作方法：

取一只深平底锅，添水烧至沸腾。

将鸡蛋打入一个大的隔热碗中，加入黄油，以及适量胡椒。将鸡蛋打散，与黄油和胡椒充分混合，然后将隔热碗坐在沸水中，立即改小火慢煮。将鸡蛋隔水蒸大约 10 分钟，不断搅拌。待鸡蛋快要凝固时，加入烟熏鲑鱼和香葱，继续蒸，直至鸡蛋达到你想要的浓稠度煮的时间越长，鸡蛋就会越稠。

最后，配上一大把菠菜叶，再加一点胡椒，就可以享受这顿丰盛的鸡蛋宴了。

配料：

- 6个鸡蛋
- 20克黄油，粗略切碎
- 胡椒
- 6片烟熏鲑鱼，切成1厘米厚的条
- 1小把香葱，细细切碎
- 少量嫩菠菜叶，装盘时用

海鲈鱼配巴西栗、甘蓝和石榴籽

可提前制作

配料：

- 2汤匙橄榄油
- 2块120克的海鲈鱼，带皮
- 盐和胡椒
- 75克甘蓝，切除根部
- 4朵"迷你树"，纵向切成两半
- 2汤匙石榴籽
- 25克巴西栗，切碎
- 1根红尖椒，细细切碎（如果你不喜欢太辣，可以去除辣椒籽）

海鲈鱼搭配坚果和石榴——这种味觉组合美妙绝伦，还会对你大有好处。这会是一道在派对晚宴上让你的朋友一试难忘的佳肴。

制作方法：

取一只深平底锅，添水烧至沸腾。

烧水期间，另取一只平底锅，倒入一半橄榄油，以中高温加热。用盐和胡椒腌制海鲈鱼，使其均匀入味。油热后，将入味的海鲈鱼小心地放入平底锅里，带皮部分在下面。煎2~3分钟，再小心地翻面。将平底锅从火上端离，用余热将海鲈鱼煎熟。

将切好的甘蓝和"迷你树"倒入沸水中，煮2分钟。煮好后捞起，用滤网或者滤锅沥尽水分，然后在流动的冷水下过凉。将冲好的蔬菜盛入碗中，加入剩余的橄榄油，以及石榴籽、巴西栗和尖椒。将所有食材轻轻拌匀。

将拌好的蔬菜盛入盘中，再把煎好的海鲈鱼放在上面，就可以大吃一顿了。

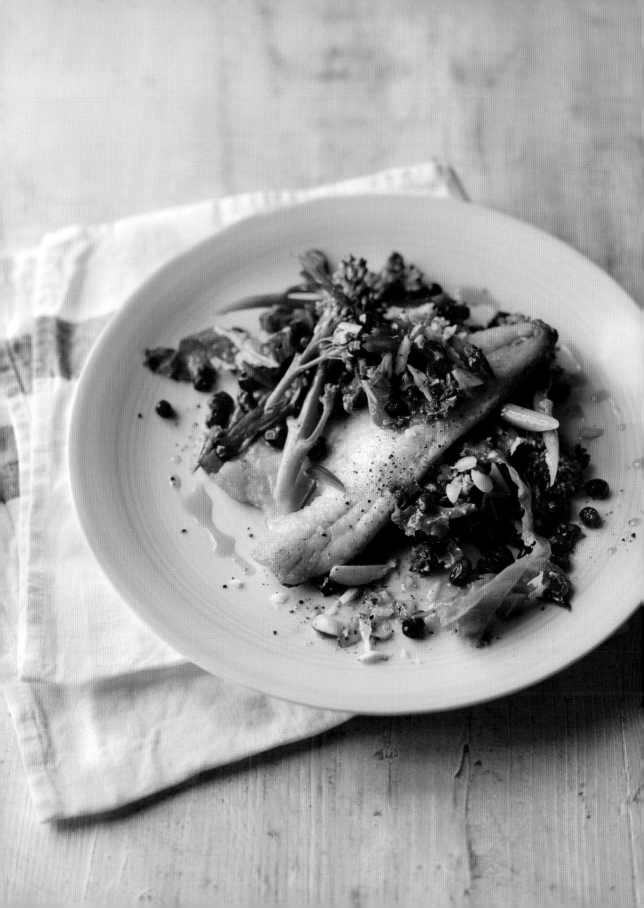

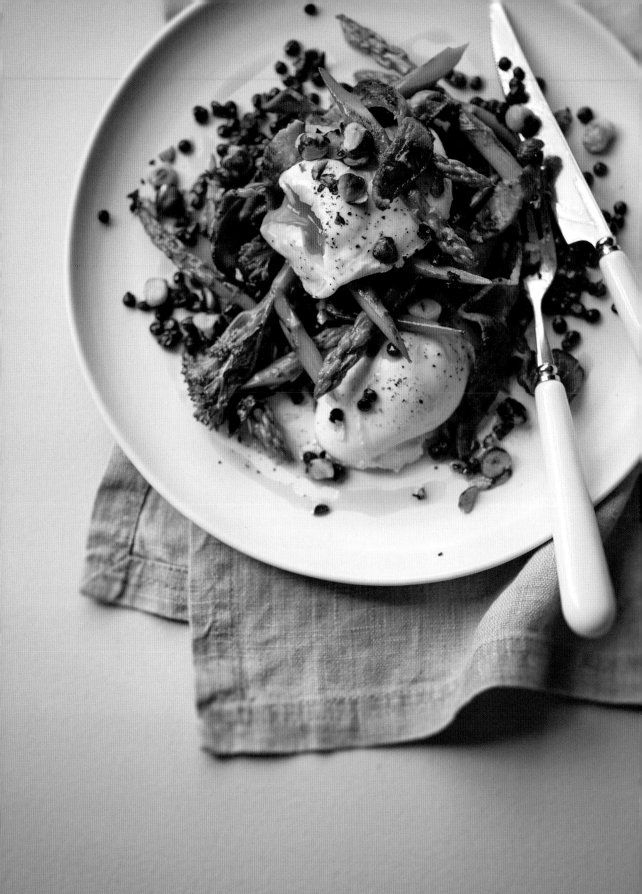

煎"迷你树"和芦笋配荷包蛋

我还能说什么呢？你知道我对"迷你树"有多么迷恋！好吧，我又想出了一个早餐的点子，而且我保证，你也会像我一样爱上这道菜。

制作方法：

取一只深平底锅，添水烧至沸腾，同时另取一只平底煎锅，以高温预热。最好将一扇窗户打开，因为煎锅冒出来的烟似乎总会让烟雾报警器乱响一通（至少英国是这样）……

煎锅预热好后，直接将芦笋、"迷你树"和培根放在上面煎烤，撒一点盐和胡椒调味。煎 3~4 分钟，期间注意翻面——你会煎出酥脆的培根和轻微的炭烧蔬菜。

根据包装上标注的说明，将普伊扁豆放在微波炉里加热。

将鸡蛋小心地打入烧热的水中，减小火，保持半开。将鸡蛋煮大约 4 分钟，煮出溏心荷包蛋，然后用一把漏勺将煮好的鸡蛋小心捞起，放在厨房用纸上吸干水分。

蔬菜煎好后，用铲子将它们盛入一个大碗中。将培根挑出，粗略切碎，再放回碗里，加入橄榄油、雪利酒醋和处理好的普伊扁豆。加入盐和胡椒调味，将所有食材混合均匀，再盛入盘中。将煮好的荷包蛋放在顶部，撒上烤好的榛子碎即可。

2/人份

配料：

- 8根芦笋，去掉老的茎部
- 8朵"迷你树"
- 2片烟熏外脊培根
- 盐和胡椒
- 150克提前煮熟的普伊扁豆（Puy Lentils）
- 4个鸡蛋
- 适量橄榄油
- 适量雪利酒醋
- 2汤匙烤过的榛子，切碎

鸭肉配核桃、四季豆

1 / 人份

配料：

- 1汤匙橄榄油
- 240克鸭胸肉，切成2厘米厚的条
- 盐和胡椒
- 100克四季豆
- 1汤匙核桃油
- 40克核桃
- 2汤匙晒干的西红柿

哦，健康脂肪又来啦！虽然这道菜感觉就像是高档酒吧里的菜品，但做起来却用不了几分钟。而且这道菜就算放凉到室温，也照样好吃，所以它也是打包作为午餐的良选。

制作方法：

取一只深平底锅，添水烧至沸腾。

另取一只平底锅，倒入橄榄油，以中高温加热。用盐和胡椒腌制鸭胸肉，使其均匀入味。油热后，放入鸭胸肉用油煎，适时地翻炒一下，煎大约3分钟，或煎至鸭胸肉完全熟透，轻微变成金黄色。

煎鸭胸肉的期间，将四季豆放入煮沸的水中，煮1分钟。将煮好的四季豆捞起，用滤网或者滤锅沥尽水分，放在流动的冷水下过凉。将冲好的四季豆倒入碗中，加入核桃油、核桃以及西红柿干。加入适量盐和胡椒调味，然后将所有食材混合均匀。

将四季豆和核桃摆盘，上面盖上煎好的鸭胸肉，即成。

菲达奶酪火鸡丸

这些火鸡丸在 Instagram 上面大受欢迎，是我最火爆的 15 分钟轻松瘦视频之一。里面的奶酪酱料搭配牛肉丸非常美味。如果冰箱里有任何剩余的蔬菜，不必担心，都可以放进这道菜里。

制作方法：

取一只大的平底锅，倒入椰子油，以中高温加热。加入切好的洋葱、辣椒和西葫芦，爆炒 2 分钟，炒至所有蔬菜开始变软。

将火温升至最高，将火鸡肉丸放入平底锅中。煎 2~3 分钟，期间不断翻动火鸡丸，好让整个肉丸均匀受热上色。

倒入番茄罐头，加热至沸腾，然后调小火煮 5 分钟，或煮至火鸡肉丸完全熟透。想要检查肉丸有没有熟透的话，挑一颗最大的火鸡丸，对半切开，确认里面所有的火鸡肉都从粉色变成白色即可。

起锅，撒上菲达奶酪，如果愿意加欧芹的话，再加入欧芹即可。

可提前制作

适合冷藏

配料：

- 1/2汤匙椰子油
- 1/2个红皮洋葱，切丁
- 1根红辣椒或黄辣椒，去调辣椒籽，切薄片
- 1/2个西葫芦，切丁
- 300克现成的火鸡肉丸（大多数超市都可买到）
- 400克的番茄罐头
- 20克菲达奶酪，弄碎
- 1/2棵欧芹，只要叶子，粗略切碎（可省略）

★ **TOP TIP**

如果你家附近的超市不卖现成的火鸡肉丸，那就买一些火鸡肉糜，加入适量盐和胡椒调味。可以再加入少量干牛至、欧芹或者卡真调料（卡真调料是加拿大、西南美洲一种调料）。搅拌 1 分钟，使火鸡肉上劲，然后团成高尔夫球大小的肉丸即可。

羔羊肉配希腊式沙拉

可提前制作

适合冷藏

（冷藏羊肉，而不是沙拉！）

配料：

- 350克瘦的羔羊肉糜
- 2茶匙肉桂粉
- 2茶匙孜然粉
- 4段香葱，细细切碎
- 2瓣蒜，细细切碎
- 盐和胡椒
- 1/2根黄瓜，粗略切成大块
- 1个大点的西红柿，粗略切成大块
- 16个黑橄榄
- 适量雪利酒醋
- 1小把薄荷叶，装盘时用（可省略）

这是一道很适合夏天的菜品，吃烧烤的时候再合适不过。沙拉的清新爽脆能减少羔羊肉的油腻。如果想要换一种口味，牛肉糜也是不错的选择。

制作方法：

将你的烤架预热至最高温。

将羔羊肉糜倒入碗中，加入肉桂粉、孜然粉、香葱、大蒜，以及适量盐和胡椒，然后将所有的配料充分混合均匀——我发现用双手抓匀是最好的方式。

将混合均匀的肉糜做成 4 个相同大小的香肠状肉团，中间插一根签子，放在煎锅或烤盘上。将羊肉两面各烤 5 分钟，或烤至羊肉熟透，通体变成棕色。

烤羊肉期间，将切好的黄瓜、西红柿、黑橄榄和雪利酒醋放入碗中，混合均匀。

将烤好的羊肉与做好的沙拉搭配起来享用。如果愿意的话，再艺术地摆上一些薄荷叶作装饰。

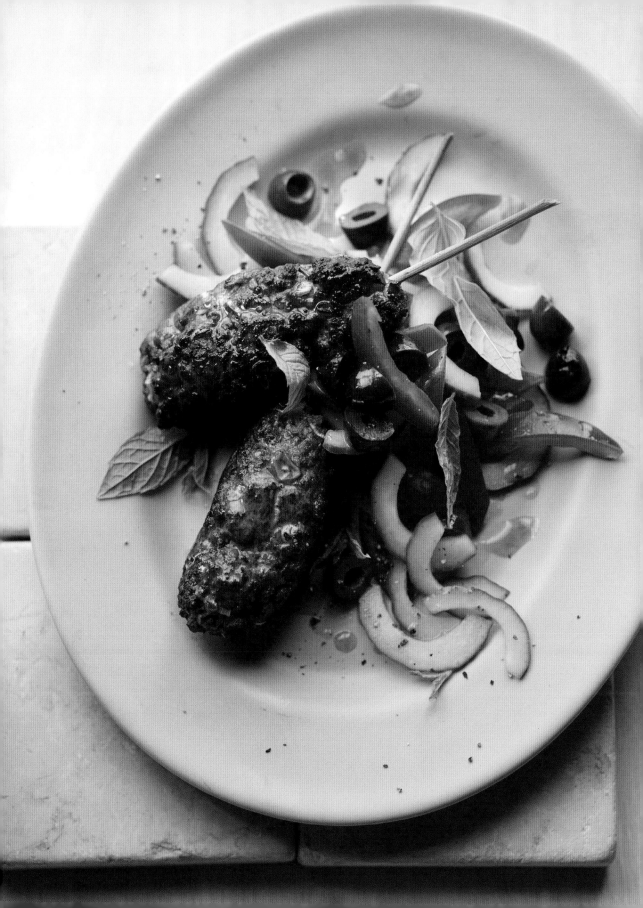

椰奶腰果浆

耗时较长的食谱

可提前制作

适合冷藏

配料：

- 250克黄豌豆
（大多数超市都有卖）
- 1汤匙椰子油
- 1个小点的红皮洋葱，
粗略切成丁
- 1茶匙孜然
- 1根肉桂棒，掰成两截
- 1片新鲜的月桂树叶，
或者2片干的月桂树叶
- 4瓣蒜，细细切碎
- 5厘米生姜，细细切碎
- 1根青尖椒，纵向劈开
- 1汤匙印度咖喱粉
- 1茶匙黄姜粉
- 400毫升的全脂椰奶
- 500毫升温热的蔬菜汤
- 200克腰果仁
- 2大把嫩菠菜叶
- 1把香菜，只要叶子，
粗略切碎

这份食谱是素食主义者值得一试的良选。这道菜比我大多数食谱花费的时间都要长（大约要花费一个小时），但是这一个小时花得值得，因为这道菜味道真的赞爆了。

制作方法：

将黄豌豆放入一只大碗中，从水龙头里接温水覆盖豌豆，静置浸泡，这时你可以去准备洋葱和调味料的制作。

取一只深平底锅，倒入椰子油，以中火化开。加入切好的洋葱，炒3~4分钟，直至洋葱开始变软。加入孜然、肉桂棒和月桂树叶，翻炒45秒钟，然后加入大蒜、生姜和尖椒，再炒1分钟。加入印度咖喱粉和黄姜粉，翻炒30秒钟。

捞出泡好的黄豌豆，沥尽水分，放入平底锅中，同时倒入椰奶和一半蔬菜汤。加热至沸腾，改小火煮大约30秒，或煮至豌豆完全变软。

同时，用剩下的蔬菜汤浸泡腰果仁10分钟。之后将泡好的腰果仁和蔬菜汤一起倒入搅拌机，搅拌至均匀柔滑。

豌豆煮软后，加入搅拌好的腰果浆和菠菜叶，然后翻炒至菠菜叶变软。将平底锅从火上端离，再加入香菜叶翻炒，就可以尽情享用这份美味了。

★ TOP TIP

可以搭配一大份你最喜欢的绿色蔬菜食用，比如菠菜、甘蓝、西兰花、荷兰豆或四季豆等。

火鸡木莎卡

烤茄子的味道始终很难拒绝——在这道木莎卡（一种茄子和肉做成的希腊菜，类似千层饼）里面，它摇身一变，又成了派对晚宴上的宠儿。更好的是，这道菜可以提前制作，所以很省事。制作这道菜实际上要花费差不多一小时十五分钟，但是其中很多都是在烤箱里面烤制的时间，不需人力。

制作方法：

将你的烤架预热至最高温。在煎锅或烤盘里平铺一层切好的茄子片，滴入一点橄榄油，加入适量盐和胡椒调味。旋转烤架，两面各烤 2 分钟。烤好后（茄子变软，看起来有些皱缩），将茄子装入盘中，再重复以上步骤，直至烤完所有的茄子片后装盘。

取一只深平底锅，倒入橄榄油，以中高温加热。加入洋葱和大蒜，爆炒 3~4 分钟，直至洋葱和大蒜变软。加大火至高温，倒入火鸡肉糜、肉桂粉、番茄酱、鸡汤和牛至。将所有食材加热煮沸，再改小火煮 20 分钟。

将你的烤箱预热至 190℃（如果是带风扇的烤箱，预热至 170℃，调至 5 档）。

将大约 1/4 的火鸡肉糜混合物倒入一个深烤盘中。掰开 1/2 团马苏里拉奶酪，撒在火鸡肉糜中，然后将 1/3 烤好的茄子片放在上面（如果茄子片有些重叠，不必在意）。重复以上步骤，直至完成 3 层火鸡肉糜和 3 层茄子片，再将最后 1/4 的火鸡肉糜铺在顶端。

将磨碎的帕尔玛干酪撒在上面，然后将木莎卡放进烤箱，烤大约 30 分钟，直至里外受热均匀，表皮变成金黄色。烤好后，在木莎卡上面撒上新鲜的欧芹即可。

4 / 人份

耗时较长的食谱

可提前制作

适合冷藏

配料：

- 3 个茄子，纵向切成大约 5 毫米厚的片
- 约 100 毫升橄榄油
- 盐和胡椒
- 1 个大点的红皮洋葱，切丁
- 3 瓣蒜，细细切碎
- 1 千克火鸡肉糜
- 1 茶匙肉桂粉
- 1 汤匙番茄酱
- 300 毫升鸡汤
- 2 茶匙干牛至
- 2 个马苏里拉奶酪团（大约 250 克）
- 4 汤匙磨碎的帕尔玛干酪
- 1 根欧芹，只要叶子，粗略切碎

鸭肉配核桃、四季豆

耗时较长的食谱

可提前制作

适合冷藏

配料：

- 2大块黄油
- 1大根韭葱，洗净，切成2厘米长的碎片
- 200克蘑菇，粗略切碎
- 4块250克的鸡胸肉，切成一口大小的肉片
- 250毫升鸡汤
- 1汤匙玉米粉
- 100毫升高脂厚奶油
- 2大把嫩菠菜叶
- 大约6片酥皮
- 适量橄榄油
- 沙拉或蔬菜（搭配时用）

如果你喜欢鸡肉派，那么这份食谱绝对不会令你失望。事实上，它是一份"黄金 60 分钟"食谱，但一种这么美好的享受会让你忽略掉那些额外消费的时间。而且，这里面还用到了奶油和黄油，所以你知道它的味道会多么不可思议。

制作方法：

将你的烤箱预热至 190℃（如果是带风扇的烤箱，预热至 170℃，调至 5 档）。

取一只大的平底锅，加入黄油，以中高温加热。加入韭菜和蘑菇，炒 2~3 分钟，直至它们刚刚开始变软。调大火至高温，放入鸡肉片，煎 2 分钟——这时鸡肉还没有熟透——再倒入鸡汤，小火慢煮。

期间，在玉米粉里倒入 2 汤匙水，搅拌均匀，倒入平底锅中，同时倒入奶油。加热煮沸，慢慢翻炒，炒至酱汁浓稠。将平底锅从火上端离，再倒入菠菜叶翻炒，然后整个倒入一只大约长 28 厘米宽 15 厘米的蛋糕盘里。放在旁边冷却一会备用。

拿起一张酥皮，在手里大致搓皱——这一步怎么做都行！将弄皱的酥皮放在鸡肉上面，盖满蛋糕盘，对其余的酥皮也重复以上步骤。

在酥皮之上滴点橄榄油，然后放入烤箱，将鸡肉派烤大约 20 分钟，这时酥皮已经酥脆，颜色也会烤成金黄。

将烤好的鸡肉派搭配新鲜的沙拉或一些蔬菜，就可以享用美味了。

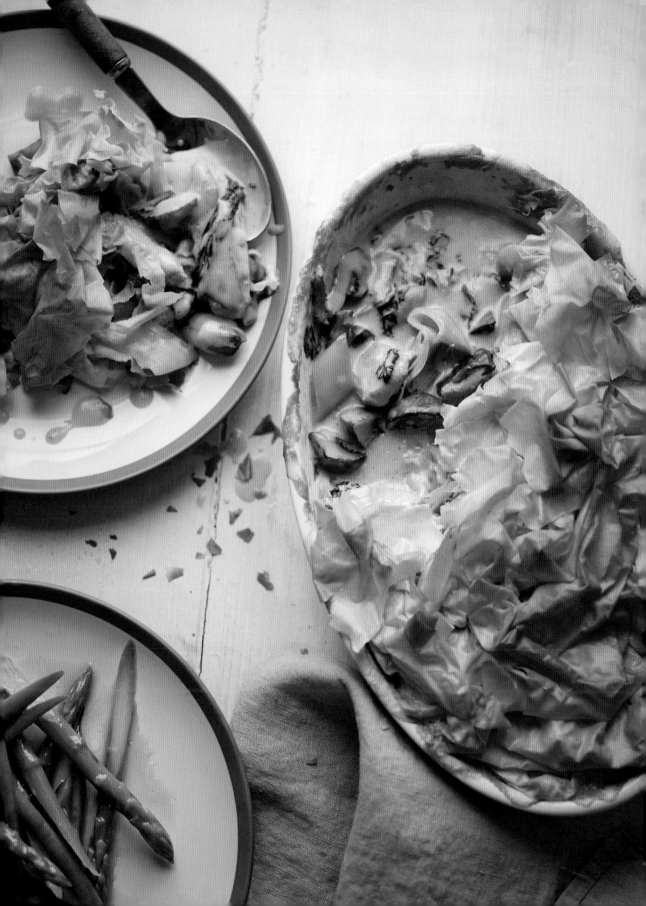

锻炼后
补充能量的
碳水化合物
食谱

4

Chapter

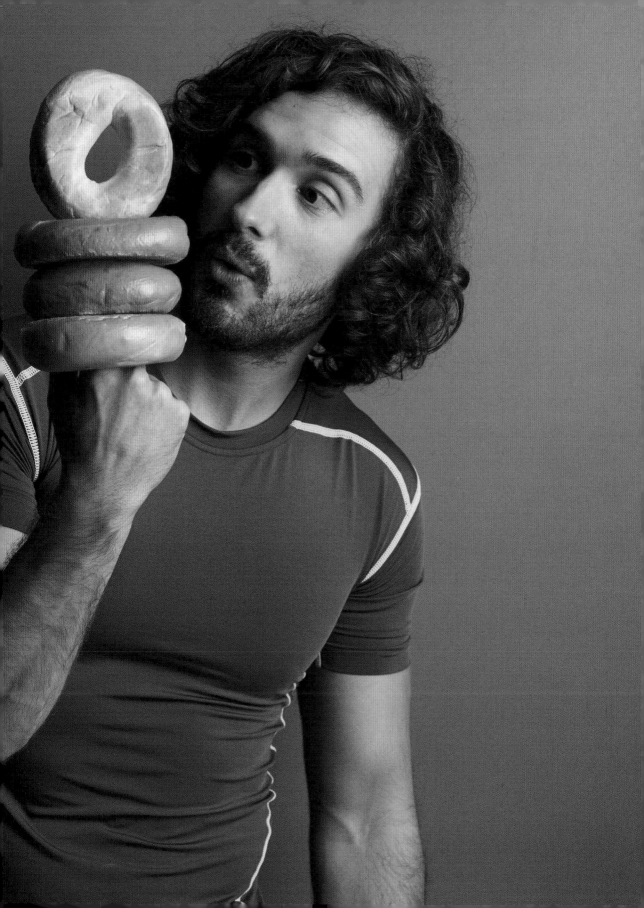

香蕉蓝莓隔夜燕麦

以晨练开启你的一天，而锻炼后，这便是一道可以随时随地信手拈来的简单快捷的早餐。

配料：

- 1根香蕉，粗略切碎
- 75克全脂酸奶
- 250毫升杏仁奶
- 30克草莓蛋白粉
- 100克燕麦片
- 少量开心果或者其他坚果，蓝莓和树莓，准备食用时添加

制作方法：

将香蕉、酸奶、杏仁奶和蛋白粉放入搅拌机里，搅拌至匀滑。将搅拌好的混合物倒入一个碗里，加入燕麦片搅匀，盖上盖子，放入冰箱冷藏至少4小时，隔夜更佳。

准备食用时，再加入坚果、蓝莓和树莓即可。

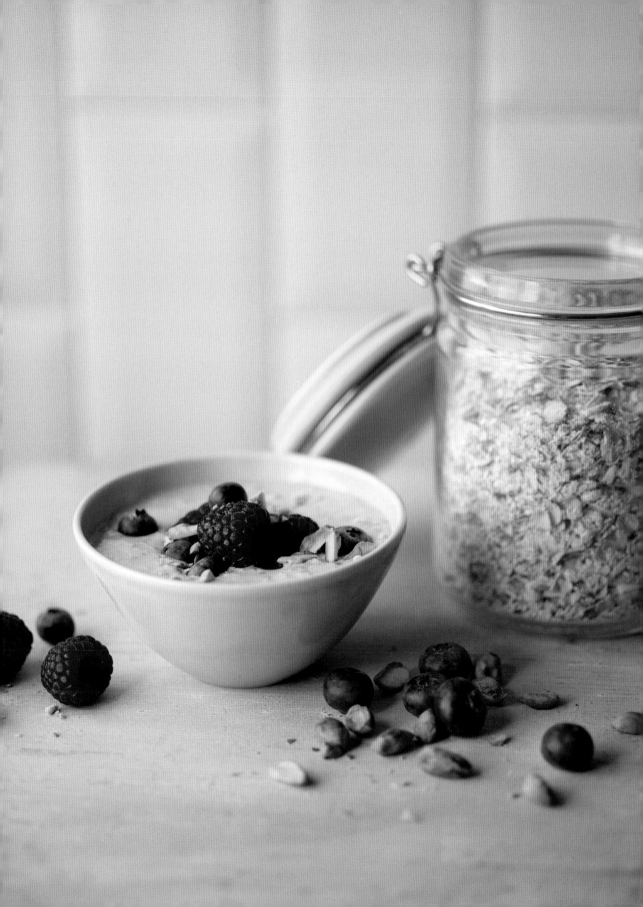

麦克莱恩马芬

1 / 人份

配料：

- 2个鸡蛋
- 2茶匙椰子油
- 5个圣女果
- 2大把嫩菠菜叶
- 1张大英式马芬（松饼）
- 240克切片的熟食火腿
  或腌猪腿，去掉可以看
  见的肥肉部分
- 1根红尖椒，细细切碎
  （可省略）

一想到只要做完锻炼就能享受这些美食，肯定能让你在锻炼的最后关头咬牙坚持住，直到结束。这道美食里面所提到的荷包蛋要尽量选用最新鲜的鸡蛋。

制作方法：

取一只深平底锅，添水烧至沸腾。将鸡蛋小心打入沸水中，转小火，水保持半开。将鸡蛋煮大约4分钟，煮出溏心蛋，然后轻轻地用漏勺将煮好的荷包蛋捞出，放在厨房用纸上沥尽水分。

煮鸡蛋期间，另取一只大的平底锅，倒入椰子油，以中高温加热。放入圣女果，在热油中滚炸1~2分钟，煎至圣女果轻微变成浅棕色，表皮起泡。这时，加入菠菜叶，与圣女果一起翻炒，直至菠菜叶变软，然后将平底锅从火上端离。

将火腿或腌猪腿放在马芬顶部，再用勺子将炒好的圣女果和菠菜叶盛在上面，然后盖上煮好的荷包蛋以及一些切碎的红尖椒（如果愿意放的话），最后将马芬烤制完成即可。

减肥大赢家蛋白质薄煎饼

哦？减肥可以吃薄煎饼，还能瘦？是的，没错！这些食物可能看起来并不适合减肥者食用，然而实际上，它们最适合锻炼后享用。所以，不妨将它们层层叠叠地摞起来，准备大吃一顿吧。锻炼时你已经消耗掉大量能量了，所以这些煎饼你绝对值得拥有！

配料：

- 1根香蕉，粗略切碎
- 30克香草蛋白粉
- 1个鸡蛋
- 25克燕麦片
- 1汤匙椰子油
- 全脂希腊酸奶，蓝莓和树莓，准备食用时添加

制作方法：

将香蕉、蛋白粉、鸡蛋和燕麦片放入搅拌机，搅拌至糊状。

取一只平底锅，倒入一半椰子油，以中温加热。将适量搅拌好的糊状物倒入锅中——我通常会做3块煎饼，每次大约倒入一半糊状物。两面各煎大约1分钟。将做好的煎饼盛出，重复以上步骤，直至将剩余的所有糊状物煎完。

准备享用时，加一勺酸奶和一些蓝莓、树莓即可。

超大杯冰沙

这份冰沙绿色营养，对你很有好处。我喜欢苹果带皮吃，因为苹果皮富含营养，但你可能不喜欢这样——不必担心，削不削皮都可以！只需乐享其中。

配料：

- 200毫升杏仁奶
- 1个澳洲青苹果，去核，粗略切碎
- 2大把（120克）嫩菠菜叶
- 30克香草蛋白粉
- 75克燕麦片

制作方法：

将所有配料倒入搅拌机中，再加入一把冰块，搅拌至匀滑即可。

蓝莓香蕉蛋白奶昔

这是一种很好的在饮食中添加维生素的方式，制作简单，携带方便（你可以在上午工作时把它喝掉）。我真的非常提倡你入手一款好用的搅拌机：它的高品质绝对配得起它的高价格。但是要记住，虽然偶尔喝点蛋白奶昔还是可以的，但不代表它们可以取代真正的食物。所以，还是以日常饮食为主，偶尔夹杂着摄入一些奶昔。

配料：

- 75克燕麦片
- 1大把蓝莓
- 少量冰块
- 1根香蕉，粗略切碎
- 30克香草或草莓蛋白粉
- 1汤匙奇亚籽
- 250毫升椰汁或水

制作方法：

将所有配料通通倒入搅拌机，搅拌至匀滑即可。

★ TOP TIP

在过去，奇亚籽是阿兹特克人和玛雅人非常重要的食物。他们崇尚奇亚籽，因为奇亚籽能够源源不断地为他们提供能量——实际上，"奇亚"在古玛雅语中是"力量"的意思。不要被它们小小的个头所蒙蔽！作为良好的纤维、蛋白质和抗氧化剂的来源，这些小小的奇亚籽蕴含着强大的营养素。

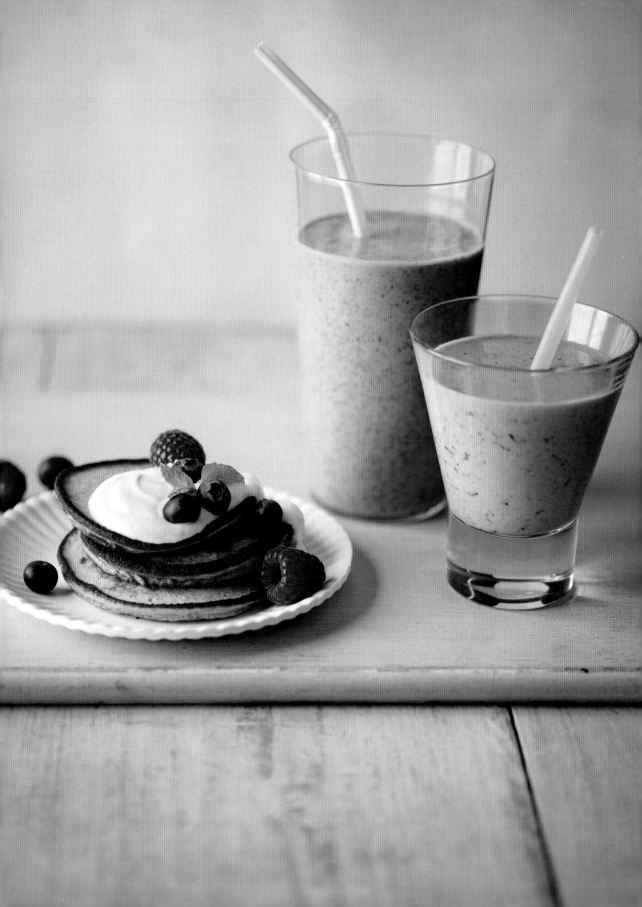

百吉饼汉堡

配料：

- 1个鸡蛋
- 1个原味百吉饼
- 2茶匙辣椒酱或烤肉酱
- 1汤匙全脂希腊酸奶
- 1大把芝麻菜叶子
- 1个西红柿，切片
- 150克熟的火鸡肉或鸡胸肉
- 75克熟的烤牛肉，切片

百吉饼汉堡永远不会过时。不知为何，遵循我的计划减肥的人们不太喜欢这款锻炼后食用的百吉饼。我猜是因为他们觉得吃这个不适合减肥。然而，就像我之前说的，你刚刚完成训练项目，已经消耗掉这么多碳水化合物了，所以吃掉这个百吉饼，不必感到自责内疚。选用高品质的熟肉，而不是便宜劣质的再加工食品。如果你嫌煮荷包蛋太麻烦，大可以只是带皮煮，再将熟鸡蛋去皮切片。

制作方法：

取一只深平底锅，添水煮至沸腾。将鸡蛋小心地打入沸水中，调小火，使水保持半开。将鸡蛋煮大约4分钟，煮出溏心蛋，然后用一把漏勺小心地将煮好的荷包蛋捞出，放在厨房用纸上沥尽水分。

将百吉饼横向切成两半，烤几分钟。

将辣椒酱或烤肉酱均匀涂抹在其中一半百吉饼上，再涂抹酸奶，然后开始层层堆叠：先铺一层芝麻菜叶和西红柿，再铺上火鸡肉或鸡胸肉和烤牛肉，然后再铺上荷包蛋。最后，将另一半百吉饼盖在上面即可。现在，开始大口享用吧！

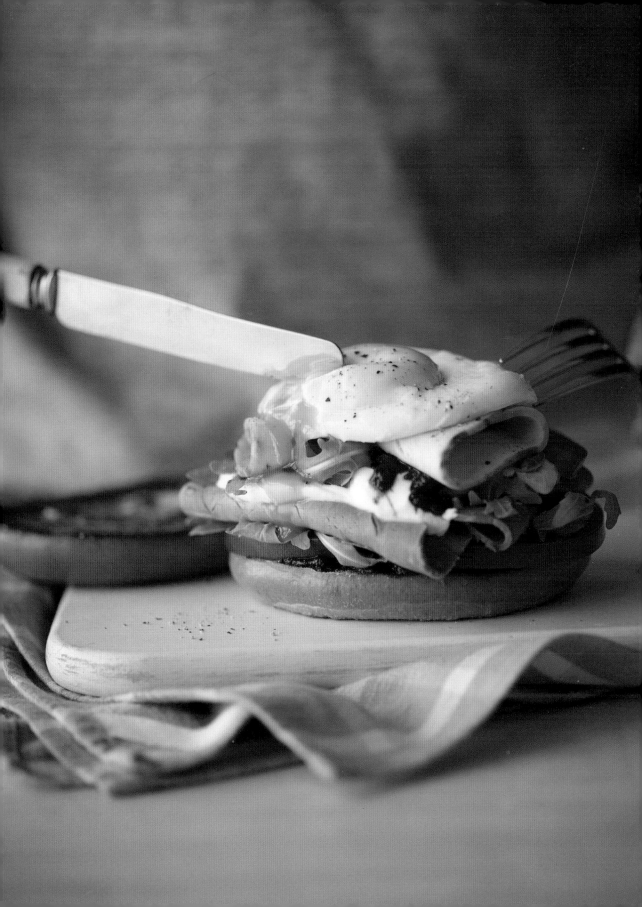

鸡肉小土豆大杂烩

配料：

- 200克嫩的小土豆
- 1/2汤匙椰子油
- 1块200克的无皮鸡胸肉，切成1厘米厚的条
- 4根小葱，切碎
- 75克荷兰豆
- 1个鸡蛋
- 2茶匙烟熏辣椒粉
- 2大把嫩菠菜叶
- 少量辣椒碎（如果你喜欢吃辣的话）

站在那眼巴巴地等着土豆慢慢煮熟？不，不需要。不用水煮，只需将土豆放入微波炉，就能省一半的时间。这可是一道正宗的慰藉美食——在你锻炼后，它便是一份名副其实的奖励。吃完这道菜，你就不会再感到饥饿了。

制作方法：

用一把叉子将土豆扎出小眼，再放入微波炉中，调到900w，加热8分钟。

加热土豆的同时，取一只大的平底锅，倒入椰子油，以中高温加热。放入鸡胸肉，煎2分钟，偶尔翻炒几下。加入小葱和荷兰豆，爆炒1分钟，然后将平底锅从火上端离。此时，至你的土豆熟透还有大约4分钟，所以，利用这点时间做一组快速俯卧撑吧！动起来！

另取一只深平底锅，添水烧至沸腾。将鸡蛋小心地打入沸水中，调小火，直至水保持半开。将鸡蛋煮大约4分钟，煮出溏心蛋，然后用一把漏勺将煮好的荷包蛋小心地捞出，放在厨房用纸上沥尽水分。

土豆熟透后，将其对半切开（可能要用到一把小刀和一把叉子，因为刚熟的土豆会很烫手），将大块的土豆切成四等分。将平底锅再次放在火上，以高温加热，倒入切好的土豆烘煎，不用翻面，煎大约3~4分钟，或煎至土豆开始变成棕色。加入烟熏辣椒粉和菠菜叶，然后翻炒，炒至所有配料都裹上一层辣椒粉，且菠菜叶变软。

将做好的大杂烩用勺子盛出，盖上煮好的荷包蛋，如果你愿意的话，最后再撒上一点辣椒碎即可。

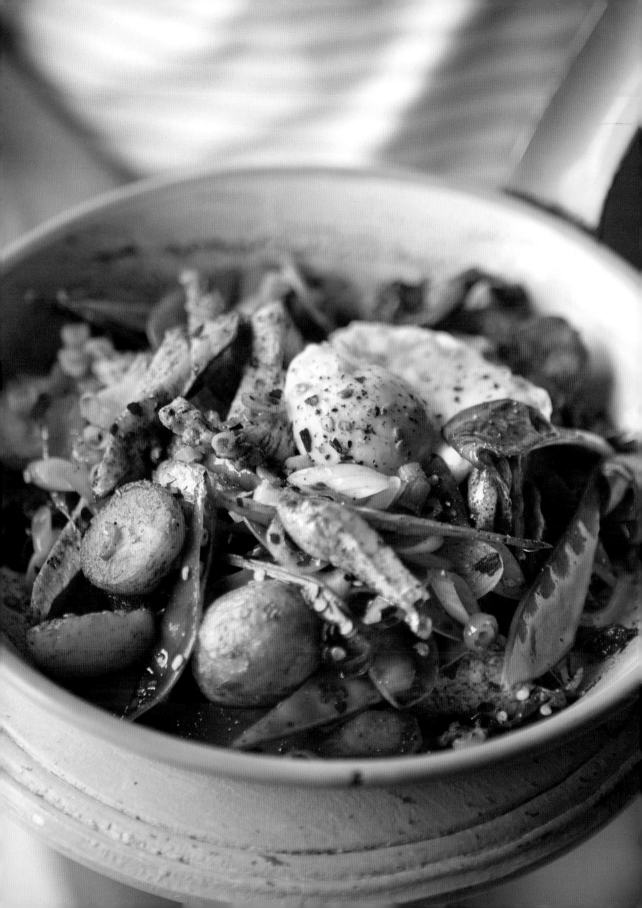

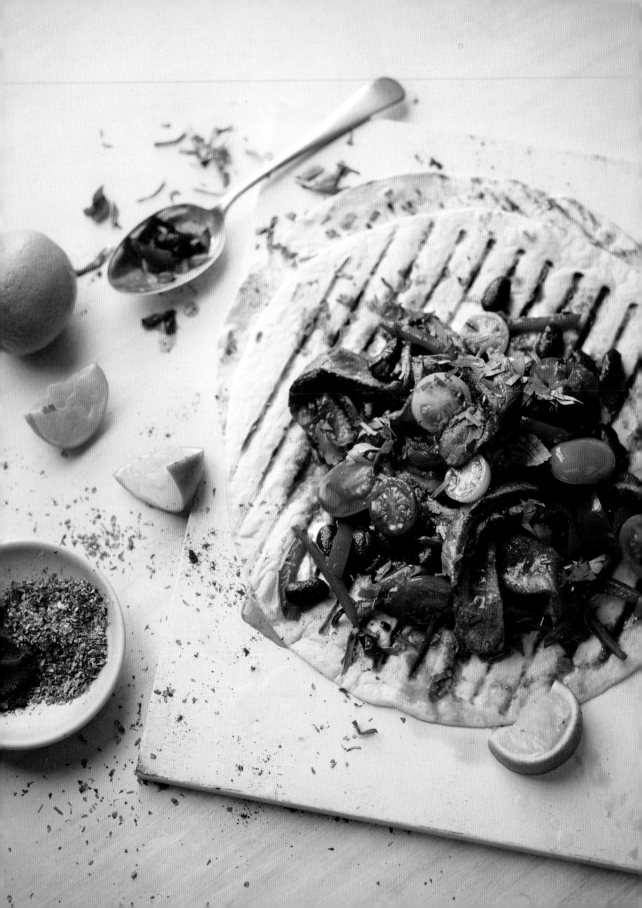

坏小子卷饼

你刚刚做完训练项目，已经消耗掉了你的碳水化合物。这款大卷饼要用两只手来吃，是一顿很好的美食，可以保证你的能量补充，还能让你产生成就感。这款卷饼制作起来也非常简单便捷，可以带去工作场所享用。如果想要替换里面的食材，可以用鸡肉来代替牛肉，或者用皮塔饼代替墨西哥玉米圆饼。

制作方法:

取一只大的平底锅，倒入椰子油，以高温加热。加入切好的牛排，煎1~2分钟，期间翻几次面。倒入切好的洋葱、红辣椒和大蒜，爆炒1分钟或2分钟。加入辣椒粉、牛至和圣女果，撒入盐和胡椒调味，将所有配料翻炒1分钟，搅拌均匀。放入洗好的芸豆，再炒1分钟，这时芸豆应该已经通体温热。

在两块圆饼上各自盛入一半炒好的食材，分别撒上一些香菜叶，再挤入一些柠檬汁。将饼卷起来，就可以大吃特吃了。

2／人份

可提前制作

配料:

- 1汤匙椰子油
- 500克沙朗牛排，去掉可以看见的肥肉部分，切成1厘米厚的片
- 1个红皮洋葱，粗略切碎
- 1根红辣椒，去除辣椒籽，粗略切丝
- 1瓣蒜，细细切碎
- 1茶匙辣椒粉
- 1茶匙干牛至
- 6个圣女果，粗略切碎
- 盐和胡椒
- 400克的芸豆罐头，倒尽水分，冲洗干净
- 2大块墨西哥玉米圆饼
- 1小根香菜，只要叶子，粗略切碎
- 柠檬汁

甘薯配香辣牛肉

1 / 人份

可提前制作

（提前制作香辣牛肉，
而不是甘薯）

配料：

- 1个甘薯
- 2茶匙椰子油
- 3段香葱，细细切碎
- 250克低脂（脂肪含量
  大约5%）牛肉末
- 1茶匙孜然粉
- 1茶匙烟熏辣椒粉
- 2茶匙番茄酱
- 175克罐装芸豆，
  倒尽水分，冲洗干净
- 100毫升牛肉汤
- 1汤匙全脂希腊酸奶

　　甘薯是我最钟爱的碳水化合物来源之一，而且你会发现，甘薯搭配一份快捷的香辣牛肉，会在你的味蕾上爆发出怎样一种火花。制作这道美食，我采用了微波炉来烹饪甘薯，但如果你更愿意用水煮或者用烤箱烤，大可一试。

制作方法：

　　用一把叉子将甘薯扎出小眼，再放入微波炉，调到900w，加热5分钟。然后将甘薯静置30秒钟，再加热3~4分钟。将烤好的甘薯以锡纸宽松地包裹起来，放在一边备用。

　　烤甘薯的期间，取一只大的平底锅，倒入椰子油，以高温加热。加入香葱和牛肉，爆炒大约4分钟，翻炒时随手将结块的牛肉末搅开。牛肉变成棕色时，撒入孜然粉和辣椒粉，翻炒30秒钟，然后倒入番茄酱。再炒30秒钟后，加入芸豆和牛肉汤，小火煮1分钟。

　　将烤好的甘薯劈开，搭配炒好的香辣牛肉和一些凉酸奶，即可享用。

★ **TOP TIP**

　　可以搭配一大份你最喜欢的绿色蔬菜食用，比如菠菜、甘蓝、西兰花、荷兰豆或四季豆等。

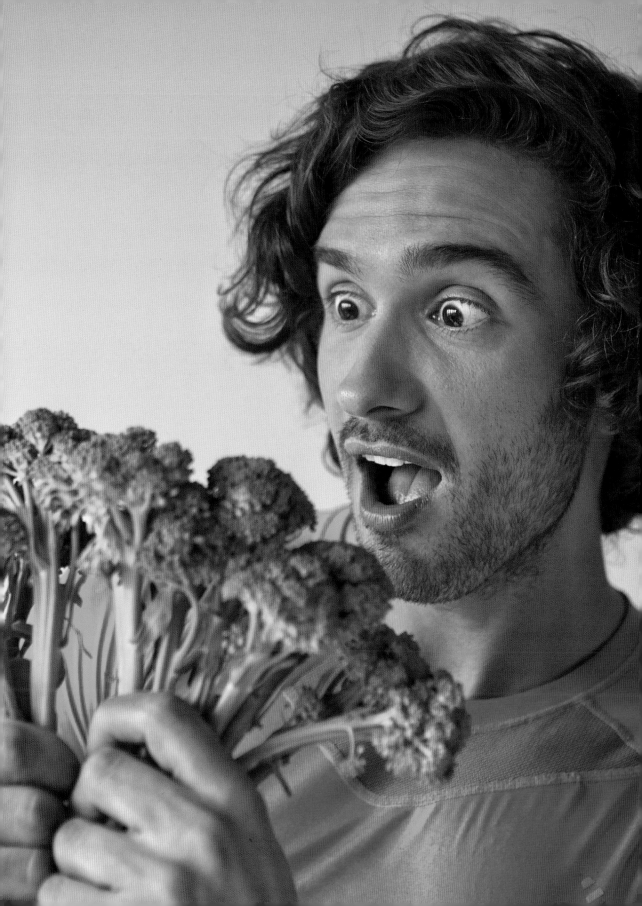

虾仁炒面

1
人份

可提前制作

配料：

- 1/2汤匙椰子油
- 3段香葱，细细切碎
- 1瓣蒜，细细切碎
- 200克鲜虾，剥去虾壳
- 50克荷兰豆，对半切开
- 3个小的嫩甜玉米，
  对半切开
- 4朵"迷你树"，大块的
  纵向切成两半
- 200克"可以直接下锅炒
  的"面条
- 2汤匙生抽酱油
- 1汤匙鱼露

这是一份名副其实的瘦身食谱。只需一只炒锅，不用麻烦的步骤，还多了一次机会可以让我加入一些心爱的"迷你树"。这也是一份很棒的午餐，你可以制作两份，将多出来的那份装进午餐盒里，第二天带去上班。

制作方法：

取一只炒锅或者大的平底锅，倒入椰子油，以中高温加热化开。加入切好的香葱和大蒜，爆炒1分钟。加入剥好的虾仁，继续爆炒1分钟。

加入荷兰豆、甜玉米和"迷你树"，同时倒入2汤匙水。让水沸腾冒泡，以水散发出来的蒸汽将以上蔬菜蒸熟。放入面条，放的时候用你的手指将打结的面条分散开。将面条与其他配料混合均匀，翻炒1分钟，直至面条全部温热变软。

将炒锅从火上端离，倒入生抽酱油和鱼露，最后再翻炒几下，然后装盘开吃。

★ **TOP TIP**

如果想做一餐无谷蛋白的美食，可以将这份食谱里的酱油换成日本酱油（Tamari），再用米粉来代替"可以直接下锅炒的"面条。

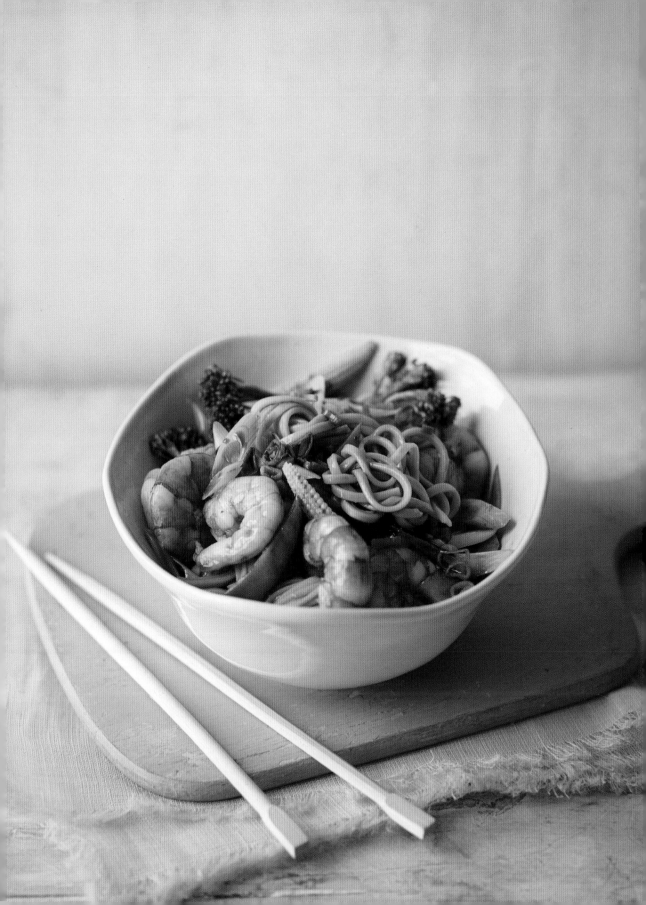

应急咖喱炒饭

配料：

- 1汤匙椰子油
- 1个小点的红皮洋葱，粗略切丁
- 1瓣蒜，粗略切丁
- 1块2厘米的生姜，粗略切丁
- 250克无皮鸡胸肉，切成1厘米厚的条
- 1/2根红辣椒，去除辣椒籽，切丝
- 1汤匙淡味咖喱粉
- 250克预先煮好的印度香米饭
- 1大把嫩菠菜叶
- 柠檬汁

如果你正在渴求一份咖喱，产生了想要订一份油腻外卖的想法，赶紧悬崖勒马，制作这份食谱来慰藉你受伤的心灵。这份炒饭很适合减肥，吃起来味道超棒，而且它比任何外卖都要快。搭配猪肉丁或者火鸡肉，照样美味绝伦哦。

制作方法:

取一只炒锅或大的平底锅，倒入椰子油，以中高温加热化开。加入切好的洋葱，爆炒1分钟，然后加入切好的大蒜和生姜，再炒1分钟。倒入鸡肉条、红辣椒和一半咖喱粉，爆炒2分钟。

放入煮好的米饭，放的时候用手将米饭抓散，然后倒入2汤匙水。爆炒2分钟，直至米饭完全温热且鸡肉完全炒熟。挑出较大的一块鸡肉，切开检查，确保鸡肉从里到外颜色变白，没有粉色生肉遗留。

再加入剩余的咖喱粉，以及菠菜叶，翻炒至菠菜轻微变软，咖喱粉混合均匀。

将你做好的美味咖喱炒饭装盘，再多多挤出一些柠檬汁即可。

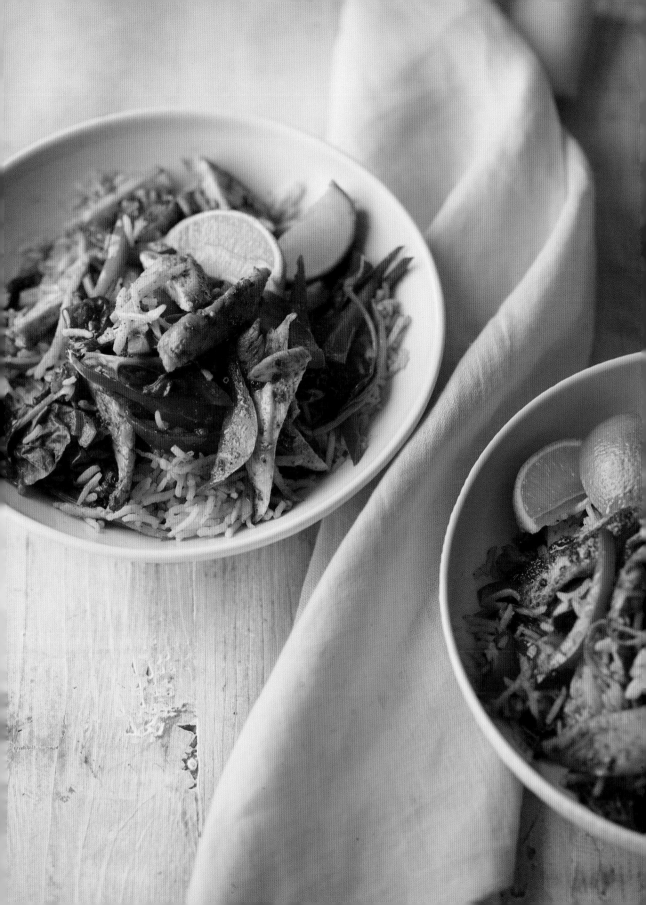

健身俱乐部的三明治

可提前制作

配料:

- 2个鸡蛋
- 盐和胡椒
- 4片厚的切片面包
- 1个大点的西红柿,切片
- 1/2个圆生菜,只要叶片
- 300克切片的什锦熟食肉
  (我喜欢用火鸡肉和火腿)
- 1个大点的腌黄瓜,制作
  结尾时用(可省略)

健身俱乐部的三明治可是一件尤物!我遵循了传统做法,采用了火鸡肉和火腿,但是如果你想即兴创作的话也未尝不可。如果你觉得千层的三明治对你来说太多了,可以减掉一层,加入一些甘薯条代替(甘薯条具体做法见下方的小贴士)。

制作方法:

取一只深平底锅,添水烧至沸腾,小心地放入鸡蛋,煮6分钟。捞出沥尽水分,然后将鸡蛋用冷水冲洗,直至冷却到不烫手的温度,剥去鸡蛋壳。将剥了壳的鸡蛋放入一只小碗中,用盐和胡椒调味,然后用餐叉背将其压碎。

将面包片烤上。烤完后,就可以开始一层层地搭建你的三明治了。将4片面包摆在面前,每一片都盖上鸡蛋碎,然后将西红柿、生菜和什锦肉分成3等份,放到其中3片面包上。将这3片面包叠放起来,再将第4片面包倒扣在最上面。

将腌黄瓜切成三角状的条,就着这些腌黄瓜狼吞虎咽地开吃吧。

★ TOP TIP

制作甘薯条的话,将一个大甘薯纵向切成8条。将切好的甘薯放入微波炉,调到900w,加热4分钟,然后再静置1分钟。加热1汤匙椰子油,油热后,把烤好的甘薯条放入锅里,煎至甘薯通体棕黄酥脆。煎好后,放在厨房用纸上沥尽油分,再加盐调味即可。

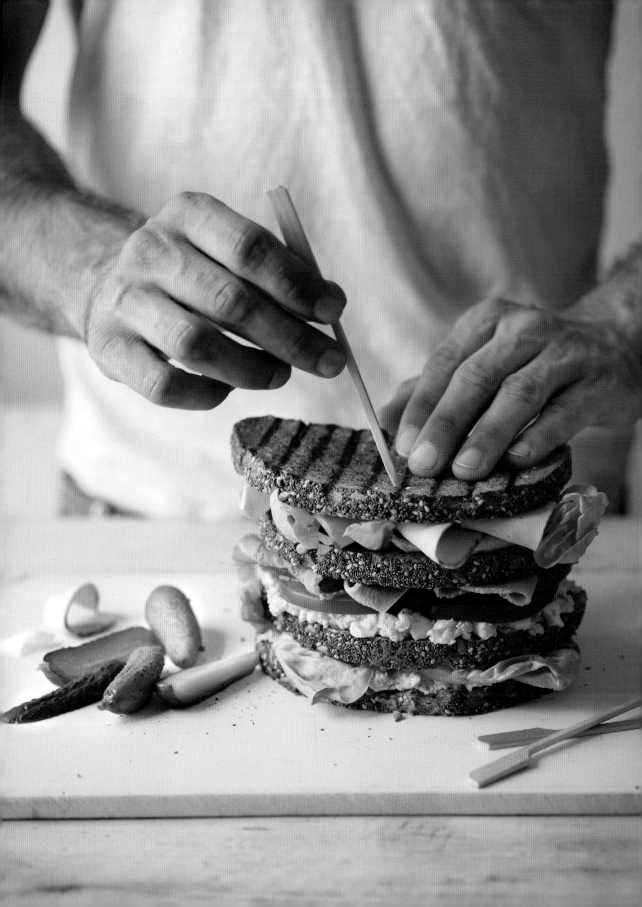

泰式炒牛肉

可提前制作

配料:

- 1/2汤匙椰子油
- 2个八角
- 1根小辣椒,细细切碎
  (如果你不喜欢太辣,
  可以去除辣椒籽)
- 2瓣蒜,细细切碎
- 3段香葱,细细切碎
- 1根柠檬香茅,只要柔软
  的白色部分,细细切碎
- 250克沙朗牛排,去掉可
  以看见的肥肉部分,切
  成1厘米厚的条
- 240克鲜鸡蛋面
- 2茶匙鱼露
- 1小棵香菜,只要叶子,
  粗略切碎
- 1个柠檬的柠檬汁

这份食谱制作快捷,又充满活力风味,相信它会变成你的最爱。我敢肯定,它会让你一吃难忘,每周都想再吃一次。如果你厌倦了鸡蛋面,可以尝试任何"能直接下锅炒的"面条,如果你想要一份无谷蛋白美食,可以选用米粉来代替。

制作方法:

取一只炒锅或一只大的平底锅,倒入椰子油,以高温加热化开。放入八角,以热油焖30秒钟,然后捞出。加入切好的辣椒、大蒜、香葱和柠檬香茅,爆炒1分钟。

放入切好的牛排,再爆炒1~2分钟,直至牛肉基本熟透。

倒入面条,再加入几汤匙水(加水是为了产生蒸汽,有利于加热面条,且能使面条分散不打结)。将所有食材翻炒均匀,直到牛肉和面条都达到你满意的程度。

将炒锅从火上端离,加入鱼露、香菜叶和柠檬汁,然后装盘即可。

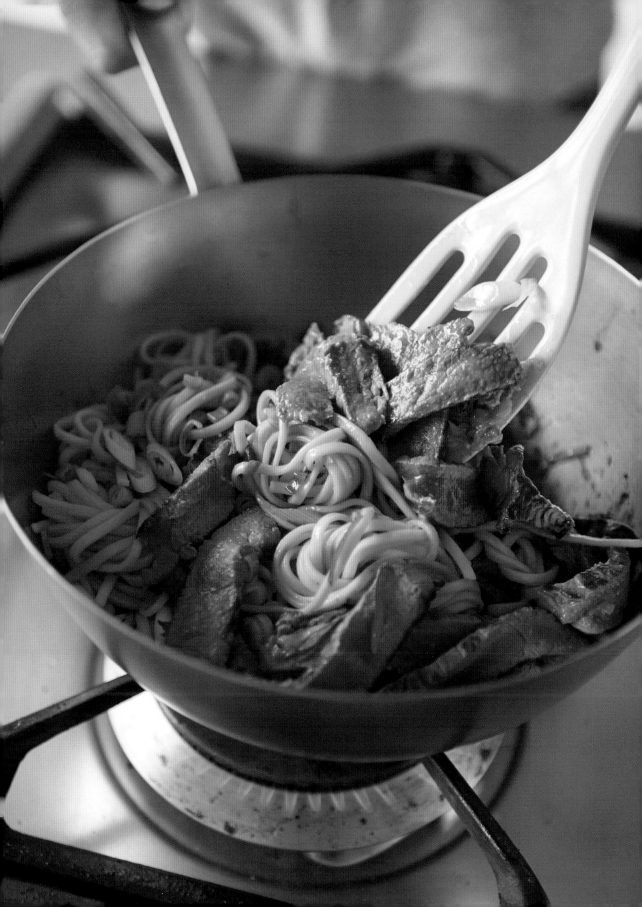

越式法包

这种源自越南的特色食物选用了猪的大排,这可是相当好的低脂又实惠的蛋白质来源。

可提前制作

配料:

- 1/2汤匙椰子油
- 1/2个红皮洋葱,切成薄薄的条
- 300克猪大排,切成1厘米厚的片
- 1根红尖椒,切片
  (如果你不喜欢太辣,可以去掉辣椒籽
- 3茶匙鱼露
- 2个柠檬的柠檬汁
- 2茶匙蜂蜜
- 2茶匙芝麻油
- 1/2根法式长棍面包
- 1汤匙干红辣椒酱
- 1棵迷你罗马生菜,每片叶子分开1/4根黄瓜,切成细条
- 薄荷叶和香菜叶,制作结尾时用

制作方法:

取一只炒锅或者一只平底锅,倒入椰子油,以中高温加热化开。调入切好的洋葱,炒2分钟,或炒至洋葱开始变软。加大火至高温,倒入猪肉片和小辣椒,爆炒2~3分钟,这时猪肉片应该已经完全炒熟。挑出一块较大的肉片,切开检查,确保没有粉色生肉遗留。将炒锅从火上端离,倒入鱼露、柠檬汁、蜂蜜和芝麻油。将所有配料翻炒至混合均匀。

将长棍面包纵向切成两半,每片都均匀涂抹上干红辣椒酱。开始制作三明治,取一半面包,先用生菜叶打底,然后依次放上猪肉片、黄瓜条和新鲜的薄荷叶、香菜叶。将另一半面包倒扣在上面夹紧,就可以享受你的饕餮盛宴了。

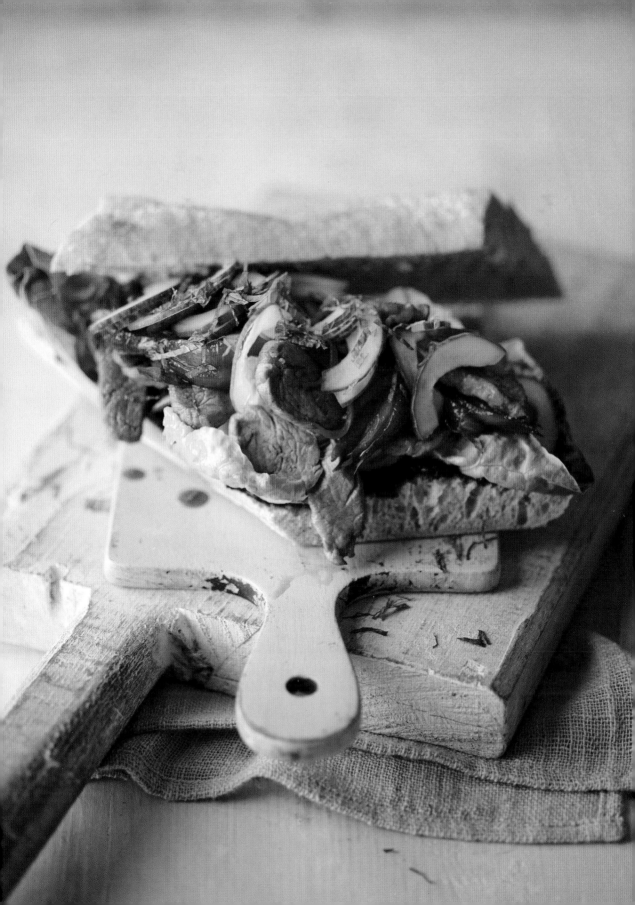

土豆炒鸡肉

1

人份

可提前制作

配料:

- 250克新土豆
- 1/2汤匙椰子油
- 4段香葱,细细切碎
- 2瓣蒜,细细切碎
- 2厘米生姜,细细切碎
- 1汤匙印度咖喱粉
- 1块240克的无皮鸡胸肉,
  切成1厘米厚的条
- 盐和胡椒
- 2大把嫩菠菜叶
- 1/2棵香菜,只要叶子,
  粗略切碎
- 柠檬汁

土豆也可以摆脱单调口感,做出别样的风情。这道印度风味的菜品口味一流,而且还比你在当地印度餐馆点的油腻外卖要清爽得多。

制作方法:

用一把叉子将每个土豆都扎出几个小眼。将土豆放入一个微波炉适用的碗里,洒一点水,将微波炉调至900w,烤制2分半,然后静置30秒钟,再烤3分钟。将烤好的土豆再次静置30秒钟,然后将每个土豆轻轻切成两半。

取一只炒锅或者一只大的平底锅,倒入椰子油,以中高温加热化开。加入切碎的香葱、大蒜和生姜,不断翻炒1分钟。倒入切好的土豆,混合均匀。撒入印度咖喱粉,不断翻炒30秒钟——小心不要让它结块粘锅。快速加入鸡胸肉,再倒2汤匙水,加水有助于使鸡肉熟得更快,还能防止香辛料炒糊。加入盐和胡椒调味,炒3~4分钟,这时鸡肉应该已经炒熟。挑出较大的一块鸡肉,切开检查,确保鸡肉全部变成白色,没有粉色生肉遗留。

加入菠菜叶,翻炒至菠菜叶变软(这时,加多少菠菜叶都不算过量)。将炒锅从火上端离,撒上香菜叶,挤入柠檬汁即可。

皮塔饼灌火鸡肉炒鹰嘴豆

1／人份

这道食谱的味道让我想起了沙拉三明治。如果你没有鹰嘴豆，可以用意大利白豆或利马豆来制作这道菜。如果你愿意的话，也可以不要皮塔饼（一种起源于中东及地中海地区的面包），将所有食材用一张墨西哥玉米饼卷起来就行！

制作方法：

取一只大的平底锅，倒入椰子油，以高温加热。加入切好的牛排，煎1~2分钟，期间翻几次面。倒入切好的洋葱、红辣椒和大蒜，爆炒1分钟或2分钟。加入辣椒粉、牛至和圣女果，撒入盐和胡椒调味，将所有配料翻炒1分钟，搅拌均匀。放入洗好的芸豆，再炒1分钟，这时芸豆应该已经通体温热。

在两块饼上各自盛入一半炒好的食材，各自撒上一些香菜叶，再挤入一些柠檬汁，就可以大吃特吃了。

可提前制作

配料：

- 200克罐装鹰嘴豆，倒出水分，冲洗干净
- 1/2汤匙椰子油
- 1/2个红皮洋葱，切丁
- 1瓣蒜，细细切成丁
- 250克火鸡肉末
- 2茶匙孜然粉
- 1茶匙烟熏辣椒粉
- 盐和胡椒
- 1根胡萝卜，磨碎
- 1根红尖椒，细细切碎（如果你不喜欢太辣，可以去除辣椒籽）
- 1/2棵香菜，只要叶子，粗略切碎
- 柠檬汁
- 2块皮塔饼，制作结尾时用

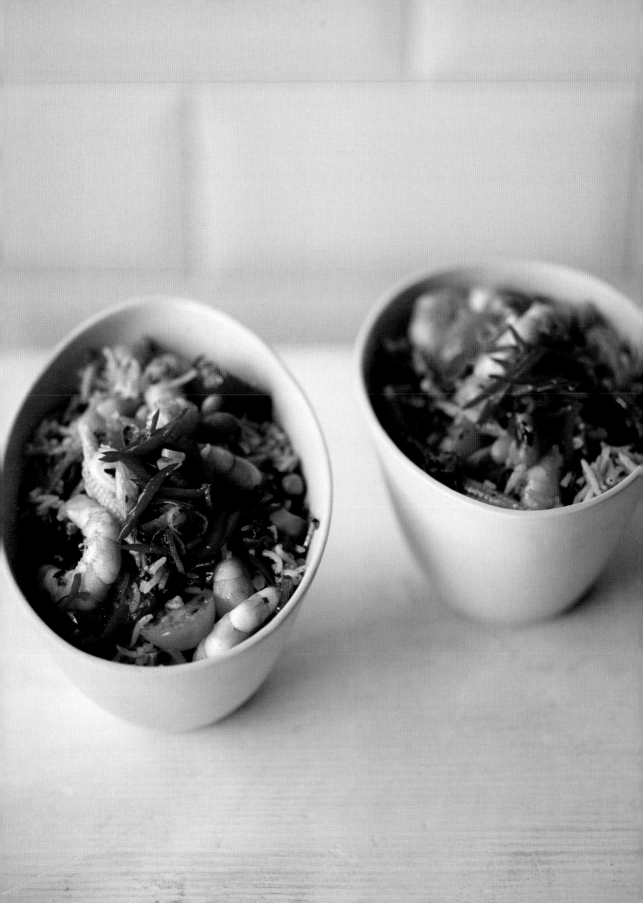

Piri-piri炒饭配蒜香虾仁

我是 Piri-piri 酱的忠实粉丝，这是我最喜爱的调味品之一，大部分食材与之搭配味道都好极了。这道食谱里面所用的黑眼豆又增添了丰富的蛋白质营养素。这道菜非常适合制作双份，这样你就不用为第二天的午餐或者晚餐发愁了。

制作方法:

取一只炒锅或者大的平底锅，倒入一半椰子油，以高温加热。加入切好的香葱、尖椒、甜玉米和圣女果，爆炒大约 1 分钟。倒入 Piri-piri 酱，爆炒 30 秒钟，再加入黑眼豆以及 2 汤匙水。放入煮好的米饭，放的时候随手将米饭抓散，然后爆炒大约 2 分钟，用木铲将结块的米饭搅开。加入菠菜叶，翻炒几次，使其变软。将炒好的米饭和蔬菜装盘，再将平底锅擦拭干净。

将擦干净的锅重新以高温加热，倒入剩余的椰子油。椰子油融化变热后，加入大蒜和剥好的虾仁，不时地翻炒大约 1 分钟，直至虾仁炒熟，变成粉红色。

将炒好的蒜香虾仁盖在 Piri-piri 炒饭上面，挤入一些柠檬汁，然后就把它们吃光吧。

可提前制作

配料:

- 1汤匙椰子油
- 2段香葱，粗略切碎
- 1根红尖椒，粗略切碎（如果你不喜欢太辣，可以去除辣椒籽）
- 6根小甜玉米，纵向对半切开
- 4个圣女果，对半切开
- 2汤匙Piri-piri酱（一种英国的辣味沙拉酱）
- 100克罐装黑眼豆，倒出水分，冲洗干净
- 150克预先煮好的米饭
- 1大把嫩菠菜叶
- 1大瓣蒜，切碎
- 12只鲜虾（大约200克），剥去虾壳
- 柠檬汁

新加坡炒面

1
人份

可提前制作

配料:

- 1汤匙椰子油
- 150克无皮鸡胸肉,切成1厘米厚的条
- 1汤匙淡味咖喱粉
- 8只大虾,剥去虾壳
- 2段香葱,粗略切碎
- 1根红尖椒,粗略切碎（如果你不喜欢太辣,可以去除辣椒籽）
- 1瓣蒜,粗略切碎
- 50克荷兰豆,对半切开
- 6根小甜玉米,对半切开
- 200克鲜鸡蛋面条
- 盐和胡椒
- 1个柠檬的柠檬汁
- 1/4棵香菜,只要叶子,粗略切碎

结束一场锻炼后,你会感到饥饿,你会渴望食物,而且迫不及待。遇到这种情况,这份食谱就会是你的救星。它的搭配看似无厘头,但是有了鸡肉、咖喱粉和虾仁,它就完美了。如果你不喜欢这种混搭风格,大可以只放鸡肉或者只放虾仁——这样的话,你要用到250克鸡肉或者200克虾仁。

制作方法:

取一只炒锅或者一只大的平底锅,倒入椰子油,以高温加热。放入鸡肉条,煎1分钟,翻几次面。待鸡肉条彻底变色炒熟的时候,向锅里撒入一半咖喱粉,翻炒至所有鸡肉条都均匀裹上一层咖喱。

加入面条,再添大约2汤匙水（加水有助于稀释食材,防止粘锅,也可以使面条分散不粘连）。

撒入剩余的咖喱粉,再加入适量盐和胡椒调味。将所有食材翻炒均匀,然后装盘,洒上一些柠檬汁,再放上香菜碎即可。

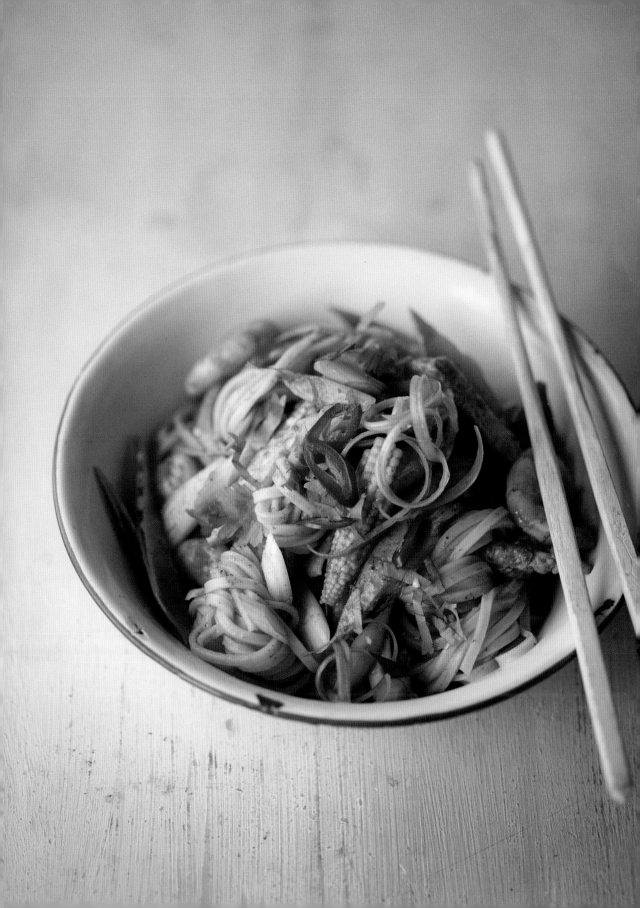

汉堡配薯条

2/
人份

配料：

- 2个大点的甘薯，切成条
- 600克低脂（脂肪含量大约5%）牛肉末
- 1个小点的红皮洋葱，细细切碎
- 1瓣蒜，细细切碎
- 盐和胡椒
- 1汤匙椰子油
- 2茶匙干红辣椒酱
- 2汤匙法式发酵酸奶油
- 2个汉堡胚
- 1个西红柿，切片
- 2根腌黄瓜，切片
- 生菜，制作结尾时用

不好意思，如果不让我在食谱里至少加入几种健康的汉堡类美食，那么我是拒绝的。汉堡总能让我心满意足，而且我保证这一款也不会令你失望。别犹豫，"像总裁一样霸气"地把它们叠起来，放手去做吧！

制作方法：

将烤架预热至最高温。

将微波炉调至900w，再把甘薯条放进微波炉，烤7分钟，烤好后静置30秒钟。

烤甘薯条的期间，将牛肉末与洋葱、大蒜混合（用你的双手将所有配料搅和均匀，再加入适量盐和胡椒进行调味）。将和好的牛肉末做成两份适合汉堡胚大小、约2厘米厚的肉饼。将两块肉饼放在煎锅或烤盘里，两面各烤5分钟。

取一只大的平底锅，倒入椰子油，以高温加热。加入烤好的甘薯条，每一面各煎3分钟，或煎至甘薯条通体变成好看的棕黄色。将煎好的甘薯条放在厨房用纸上吸干油分，再撒上适量盐和胡椒调味。

将干红辣椒酱和酸奶油放入一只小碗中，混合均匀。

将汉堡胚横向切成两半，然后开始层层搭建你的汉堡。用一块牛肉饼打底，再一次放上西红柿片、腌黄瓜片、生菜叶和辣椒酱酸奶油混合物，最后将另一半汉堡胚倒扣在上面即可。与烤好的甘薯条搭配起来，大喊一声"我是汉堡终结者"，然后开吃。

虾仁、西葫芦、扁豆咖喱

人们通常都会以为，做个咖喱要花很长时间，然而，有些咖喱，就能以迅雷不及掩耳之势闪电完工！如果你喜欢的话，可以用鸡肉来代替虾仁；黑线鳕鱼，即使只加那么一丢丢，味道也是极好的。如果你真的喜欢混搭，西葫芦也可以用茄子代替，但是茄子的烹饪时间比西葫芦略久。不要担心，大胆采用现成的咖喱酱——它们是应急救星！

制作方法：

取一只炒锅或者一只大的平底锅，倒入椰子油，以中高温加热化开。加入切好的洋葱和西葫芦（如果愿意放尖椒的话，此时加入），爆炒至食材变软。

用勺子倒入咖喱酱，炒 30 秒钟，再倒入碎番茄。加大火烧至煮沸，然后加入虾仁和普伊扁豆。调小火将这锅咖喱炖煮 1 分钟，或煮至普伊扁豆温热、虾仁熟透（虾仁变成粉红色就代表煮熟了）。

期间，将预先煮好的米饭放进微波炉，根据包装上的说明加热。

在咖喱中加入香菜叶，翻炒均匀，倒在热好的米饭上食用。

可提前制作

适合冷藏

配料：

- 1/2汤匙椰子油
- 1个小点的红皮洋葱，切丁
- 1个西葫芦，切丁
- 1根红尖椒，切片（可省略）
- 1汤匙咖喱酱——我喜欢印度咖喱，比如Patak'sroganjosh和bhuna（这两者都是印度经典咖喱）
- 200克罐装碎番茄
- 200克鲜虾，剥去虾壳
- 100克提前煮好的普伊扁豆
- 200克提前煮好的印度香米
- 1/2根香菜，只要叶子，粗略切碎

给力鸭肉炒面

不时变化一下禽类食材，换换口味是不错的。比起经典的鸡肉和火鸡，这份简单快捷的鸭肉炒面就不失为一个很好的改变。五香粉加海鲜酱，所产生的风味绝对能挑动你的味蕾。

配料：

- 1/2汤匙椰子油
- 1块240克的鸭胸肉，去皮切成1厘米厚的条
- 1/2茶匙五香粉
- 3段香葱，细细切碎
- 1瓣蒜，细细切碎
- 100克"迷你树"，大块的纵向切成两半
- 250克鲜鸡蛋面条
- 2汤匙海鲜酱
- 1/4根小黄瓜，切成细条

制作方法：

取一只炒锅或者大的平底锅，倒入椰子油，以中高温加热化开。加入鸭肉条，煎几分钟。等鸭肉基本变成棕黄色时，加大火至高温，加入五香粉、香葱、大蒜和"迷你树"，同时倒入 2 汤匙水（水会产生蒸汽，有助于使食材快速变熟）。炒大约 3 分钟，然后放入面条，翻炒至面条均匀变热。

将炒锅从火上端离，倒入海鲜酱。将所有食材混合均匀，然后将整份美味装盘，最后放上黄瓜条即可。

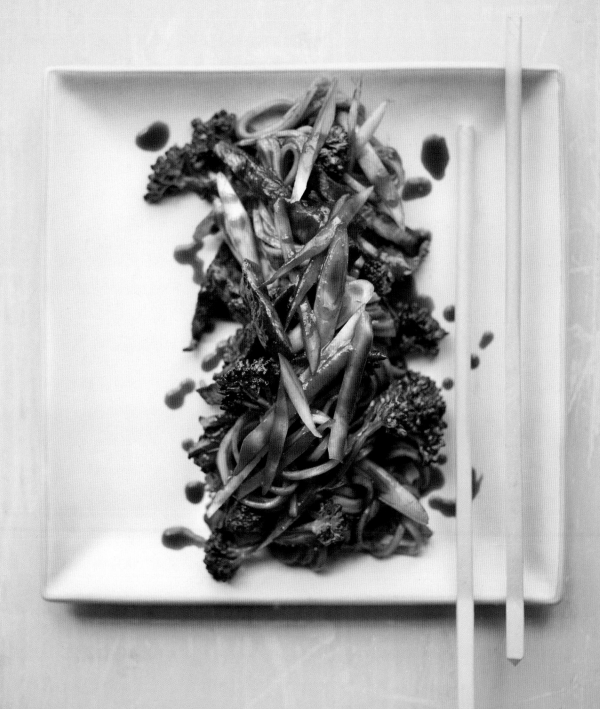

乔式瘦身汉堡

又来一个汉堡？简直是罪过。好吧，我确实对汉堡爱不完。记住，火鸡可不是圣诞节的专属，将火鸡肉与其他美味的配料搭配起来，这款超级瘦身汉堡一定不会让你失望。

配料：

- 400克火鸡肉糜
- 3茶匙鱼露
- 1/2棵香菜，只要叶子，粗略切碎
- 2茶匙芝麻油
- 4段香葱，细细切碎
- 盐和胡椒
- 2个汉堡胚
- 2汤匙全脂希腊酸奶
- 3茶匙干红辣椒酱
- 切片的西红柿和生菜叶，制作结尾时用

制作方法：

预热你的烤架至最高温度。

将火鸡肉糜、鱼露、香菜叶、芝麻油和香葱放进一个大碗中。加入适量盐和胡椒调味，然后用你的双手将所有配料抓匀上劲。处理火鸡肉的时间越长，制作的时候汉堡就能越好地贴合在一起。将和好的火鸡肉糜做成两块等量的肉饼形状。

将做好的火鸡肉饼放在煎锅或烤盘里，两面各烤5分钟，烤至火鸡肉完全熟透。切开其中一块肉饼检查，确保所有的火鸡肉都变成白色，没有粉色的生肉遗留。

烤火鸡肉饼的期间，将汉堡胚横向切成两半。将酸奶和干红辣椒酱均匀涂抹在汉堡胚上。

肉饼烤熟后，从烤盘里取出，开始制作你梦寐以求的汉堡，将西红柿片和生菜叶夹在里面，做个超级大汉堡，越大越好。

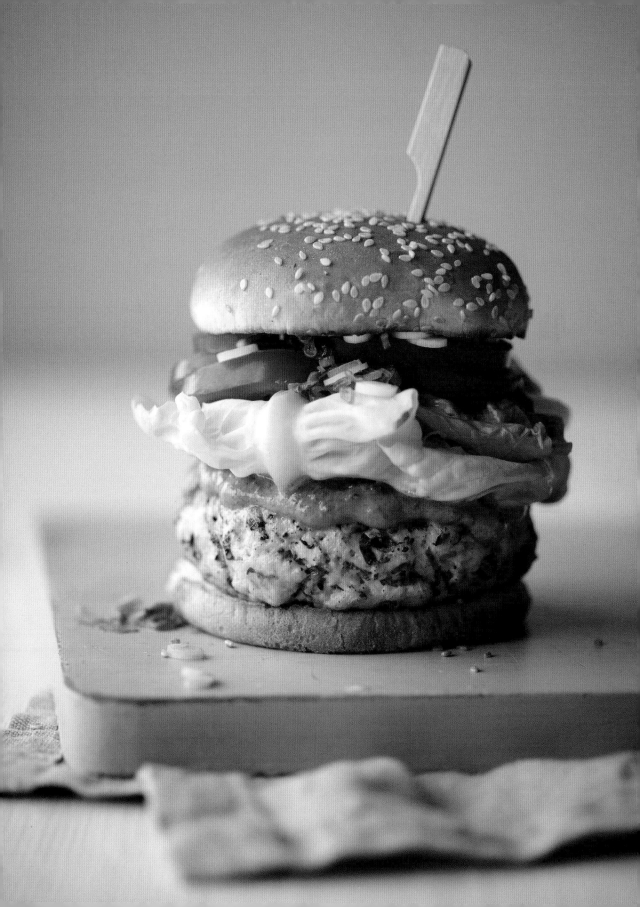

懒人鸡肉炒饭

可提前制作

配料：

- 1汤匙椰子油
- 1瓣蒜，细细切碎
- 一块1厘米长的生姜，细细切碎
- 1块240克的无皮鸡胸肉，切成1厘米厚的条
- 2段香葱，粗略切碎
- 1根胡萝卜，切成1厘米宽的条
- 40克冰冻豌豆
- 50克小甜玉米，粗略切碎
- 250克预先煮好的印度香米
- 1汤匙生抽酱油
- 2茶匙芝麻油
- 1/2根红尖椒，细细切碎（可省略）

你是否也曾懒惰，进了厨房，就想越省事越好？我就是这样，如果你也跟我一样，那么这道只需要一个炒锅就可以搞定的省事炒饭正对你的胃口。在家里预备一些提前煮好的米饭，想做一顿快餐的时候就可以随时取用而且对于这道炒饭，甚至连微波炉加热的步骤都省了。几乎任何蔬菜都可以放进这道炒饭里，这样就能及时处理掉没吃完的蔬菜。这个炒饭也非常适合做第二天的午餐，所以你可以发挥懒人本质，无节操地制作出双份。哎呀，罪过罪过。

制作方法：

取一只炒锅或者一只大的平底锅，倒入椰子油，以高温加热化开。倒入切好的大蒜和生姜，爆炒30秒钟。

加入鸡肉条，爆炒2分钟，这时鸡肉的外表应该已经有部分变色。加入香葱、胡萝卜、豌豆和甜玉米，翻炒2~3分钟，直至这些蔬菜和鸡肉全都被炒熟。挑出一块较大的鸡肉条，切开检查，确保全部鸡肉都变成白色，没有粉色的生肉遗留。

将预先煮好的米饭直接倒进锅里，添1汤匙水，继续翻炒大约1分钟，让米饭受热均匀。

将炒锅或平底锅从火上端离，倒入生抽酱油和芝麻油。撒上切好的红尖椒，增添一丝风味。

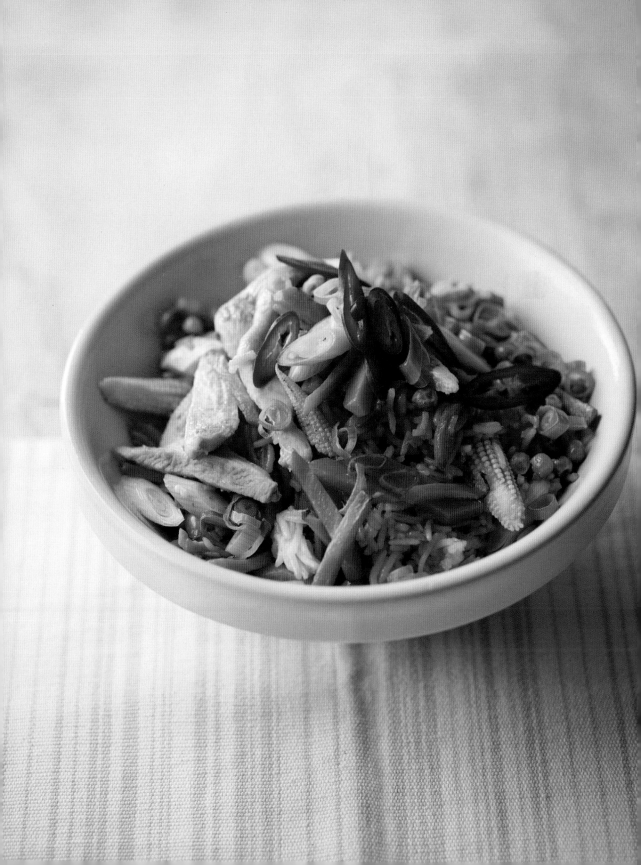

独创多汁肉丸意大利面

可提前制作

适合冷藏

（只冷藏肉丸，而不是冷藏
意大利面）

配料：

- 1汤匙椰子油
- 1个小点的红皮洋葱，
  切丁
- 2瓣蒜，细细切碎
- 2枝新鲜的百里香
- 400克碎番茄
- 12个（大约400克）现成的
  火鸡肉丸（或者自己动手
  制作，详细做法见第93页）
- 2大把嫩菠菜叶
- 盐和胡椒
- 400克新鲜的意大利面
- 1/2根罗勒，只要叶子，
  粗略切碎

是的，没错，就是意大利面！不要惊恐——你可以吃意大利面，也可以兼顾燃烧脂肪。吃掉这道大餐，清空盘子的那一刻，你会有一种夺得冠军般的愉悦感。新鲜意大利面能缩短烹饪时间，但也不是必须要用。如果你买不到火鸡肉丸，选用猪肉丸或牛肉丸效果也是一样的。

制作方法：

取一只深平底锅，添水烧至沸腾，准备煮意大利面。

取一只大的炒锅或者一只大的深平底锅，倒入椰子油，以中高温加热。在锅中放入切好的洋葱、大蒜和百里香，不断翻炒2分钟，炒至洋葱和大蒜刚刚开始变软。倒入碎番茄，加大火烧至沸腾。将火鸡肉丸小心地倒入汤汁里面，然后调小火，盖上锅盖炖煮。如果你没有一个足够大的锅盖，一个大盘子或者大烤盘也能派上用场。将火鸡肉丸炖煮大约6分钟，或煮至火鸡肉完全熟透。切开其中一个火鸡肉丸检查，确保没有粉色生肉遗留。加入菠菜叶，翻炒至菜叶变软。加入盐和胡椒调味，然后将平底锅从火上端离。

将意大利面投入沸水中，煮大约2分钟。捞出，沥尽水分，再把意大利面放回锅中。盛入大约一半量的火鸡肉丸和汤汁，与意大利面混合均匀。将拌匀的意大利面分成两等份，分别盛入两个盘子里，倒入剩余的汤汁，再撒上罗勒叶点缀即可。

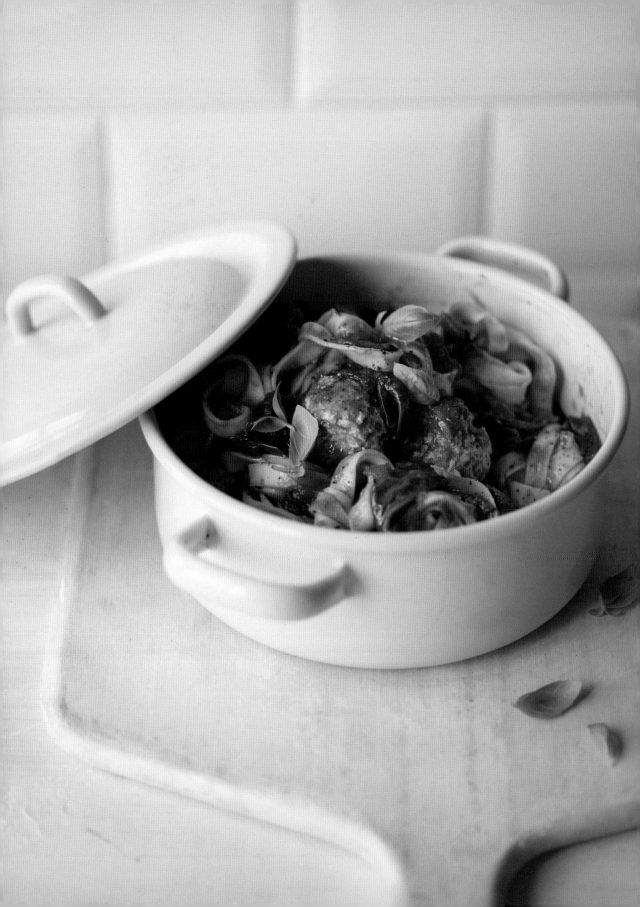

鸡蛋葱豆饭

1／人份

可提前制作

适合冷藏

配料：

- 1/2汤匙椰子油
- 2段香葱，细细切碎
- 275克烟熏黑线鳕鱼，
  去皮，切成小块
- 1根小西葫芦，切成2厘米
  的方块
- 100克冰冻豌豆
- 1汤匙淡味咖喱粉
- 1个鸡蛋
- 250克提前煮好的印度香米
- 100毫升脱脂牛奶
- 1大把嫩菠菜叶
- 1根红尖椒，细细切碎
  （如果你不喜欢太辣，
  可以去除辣椒籽）

这道鸡蛋葱豆饭（真是个奇怪的名字）美味绝伦，在锻炼之后享用，既能给你的身体补充能量，又能满足你的味蕾。

制作方法：

取一只深平底锅，添水烧至沸腾，准备煮荷包蛋。

另取一只大的炒锅，倒入椰子油，以中高温加热化开。加入切好的小葱、烟熏黑线鳕鱼和小西葫芦，不断翻炒2～3分钟。倒入冰冻豌豆，炒至解冻，然后撒入咖喱粉，炒1分钟。

此刻，时机刚好，将鸡蛋小心地打入锅中的沸水。将鸡蛋煮大约4分钟，煮出溏心蛋，然后用一把漏勺将煮好的荷包蛋轻轻地捞出，放在厨房用纸上吸干水分。

煮鸡蛋期间，将预先煮好的米饭倒入炒锅中，倒的时候随手把米饭抓散，翻炒一两分钟，用锅铲将结块的米饭搅开。倒入脱脂牛奶，翻炒几下，然后加大火烧至沸腾，再煮大约30秒钟。加入菠菜叶，炒至菜叶变软。

将做好的鸡蛋葱豆饭盛入盘子里，放入煮好的荷包蛋，再撒上切碎的尖椒，即可食用。

香肠肉酱丸

　　这道小小的意大利式菜品保证能满足你的口味。丸子做起来几乎不费什么时间，而且香肠本身就独具风味，使得这份食谱成为一份真正省时省力的美味大餐。

制作方法：

　　取一只深平底锅，添水烧至沸腾，准备煮团子。

　　另取一只炒锅，倒入橄榄油，以中高温加热。加入切好的洋葱、大蒜和迷迭香，不时翻炒 2~3 分钟。

　　每次取一根香肠，将你的手指放在香肠长度的 1/3 处，用力挤压，将 1/3 的香肠肉从肠衣中挤出——这时会从香肠尾部挤出一颗小小的香肠肉丸。重复以上步骤，直至挤出 18 颗香肠肉丸。将空肠衣弃之不用。

　　将香肠肉丸放入锅中，慢慢转动平底锅，将所有肉球均匀粘上橄榄油、洋葱和大蒜。将火升至高温，倒入意大利黑醋，使其沸腾冒泡，全部蒸发。倒入碎番茄，烧至沸腾，煮 5~6 分钟。

　　期间，将丸子放入深平底锅中，以沸水煮大约 2 分钟，或者按照包装上的说明将其煮熟，煮好后捞出，沥尽水分。

　　切开其中一个香肠肉丸，检查是否完全煮熟，然后均分丸子装盘，再分别倒上煮好的肉酱，最后撒上罗勒叶即可。

2/人份

可提前制作

适合冷藏

配料：

- 1汤匙橄榄油
- 1个红皮洋葱，切丁
- 1瓣蒜，切碎
- 1根迷迭香
- 6根香肠
- 1汤匙意大利黑醋
- 400克碎番茄
- 300克新鲜的团子
- 1/2根罗勒，只要叶子，粗略切碎

香煎海鲈鱼配意大利细面条

1 / 人份

配料：

- 80克干意大利细面
- 1/2汤匙橄榄油
- 2块125克的海鲈鱼，带皮
- 盐和胡椒
- 80克"迷你树"，纵向切成两半
- 80克甘蓝，切除根部
- 6个圣女果
- 1/2根红尖椒，粗略切碎（如果你不喜欢太辣，可以去除辣椒籽）

你可能在 Instagram 上面已经注意到了，我喜欢给我的食谱起个别致的名字——从某种程度上来说，"香煎海鲈鱼"这个称谓就与这道菜相得益彰。你一定不会相信这道菜制作起来有多么简单。另一个好消息就是，你可以将冰箱里没用完的剩菜都加到里面……但是，在将西兰花扔进锅里的时候，请不要忘记大喊一声"去吧，迷你树"！

制作方法:

取一只大的深平底锅，添水加盐，烧至沸腾。倒入意大利细面，比包装上要求的烹饪时长少煮 2 分钟。

煮面条的期间，另取一只平底锅，倒入橄榄油，以中温加热。用盐和胡椒腌制海鲈鱼，使其均匀入味，油热后，将海鲈鱼慢慢地平铺在锅底，带皮的一面向下，煎 2~3 分钟。颠起平底锅，使海鲈鱼翻面，将平底锅从火上端离，用余热将翻了面的海鲈鱼煎 2 分钟。煎好后，小心地将海鲈鱼从平底锅中取出，剥去鱼皮，弃之不用。

这时，意大利面应该已经快煮熟了。将所有蔬菜倒进去，与意大利面一起，再煮 2 分钟。圣女果有可能会裂开，但是在意。将煮好的意大利面和蔬菜捞起，用滤锅沥尽水分。

将煎海鲈鱼的平底锅重新放回火上，以中高温加热。倒入煮好的意大利面和蔬菜，加入适量盐和胡椒调味，将所有食材翻炒 1 分钟，混合均匀（最后翻炒这几下会给这道菜增添一些风味）。

用勺子将炒好的意大利细面条和蔬菜盛入一只浅口碗中，将海鲈鱼撕成大块，放在面条上面，再撒上切好的尖椒即可。

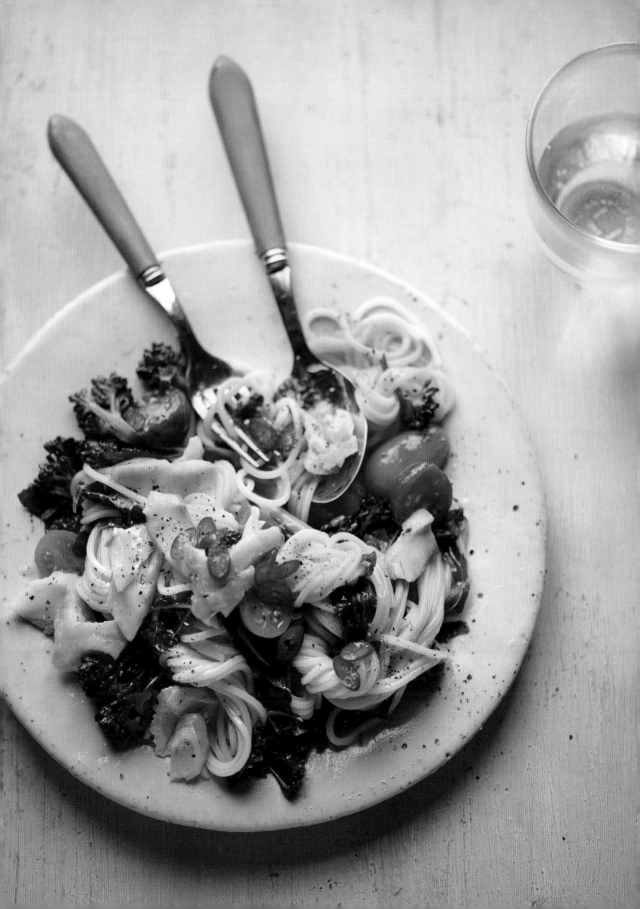

鸡肉炒藜麦

1 人份

可提前制作

配料:

- 1/2汤匙椰子油
- 3段香葱,细细切碎
- 1/2根红辣椒,去除辣椒籽,细细切碎
- 1/2根西葫芦,切丁
- 1块240克的无皮鸡胸肉,切成1厘米厚的条
- 2茶匙烟熏辣椒粉
- 盐和胡椒
- 225克提前煮好的藜麦
- 25克菲达奶酪碎
- 1小棵欧芹,只要叶子,粗略切碎(可省略)
- 柠檬汁

在过去,藜麦这种健康食材并不为大众所知,但在今天,藜麦已经随处可见。更幸运的是,现在你可以买到提前煮好打包的藜麦,所以你不用为了等它煮熟而苦熬20分钟。藜麦中富含蛋白质营养素,这一点使得这道菜成为瘦身增肌的佳品。

制作方法:

取一只炒锅或一只大的平底锅,倒入椰子油,以中高温加热化开。加入切好的香葱、红辣椒和西葫芦,爆炒2~3分钟,或炒至这些食材刚刚开始变软。

加大火至高温,加入鸡肉条,同时撒入辣椒粉以及少量盐和胡椒。再炒3~4分钟,或炒至鸡肉刚好熟透。挑出一块较大的鸡肉条,切开检查,确保鸡肉完全熟透,没有粉色的生肉遗留。

倒入藜麦,翻炒1分钟左右,直至藜麦全部加热。

将炒好的鸡肉条和藜麦装盘,撒上菲达奶酪碎以及切碎的欧芹(如果愿意加的话),最后挤入柠檬汁即可。

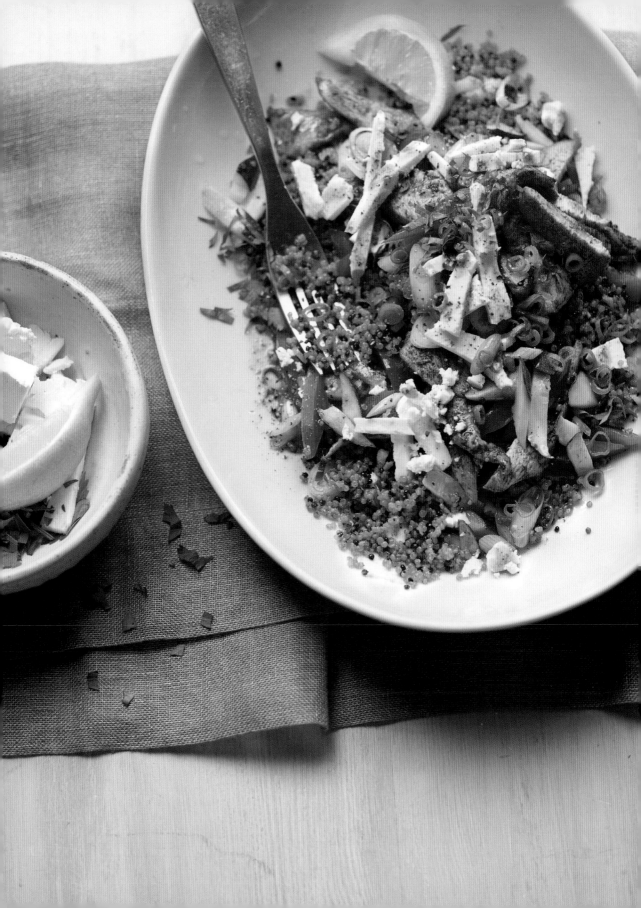

快捷墨西哥玉米圆饼披萨

这份食谱是为披萨爱好者们量身订制的。它可能与硬皮大馅的传统披萨不太一样，但是它更加实惠，更加快捷，也更加清淡。你也可以改变馅料，创造你自己梦寐以求的披萨。

可提前制作

配料：

- 4大把嫩菠菜叶
- 2片大的墨西哥玉米圆饼
- 200克罐装碎番茄
- 200克罐装芸豆，倒出水分，冲洗干净
- 1/2茶匙干牛至
- 8个黑橄榄，去核，对半切开
- 250克切片的熟肉（我喜欢火腿或者放凉的烤鸡肉）
- 2个大鸡蛋
- 盐和胡椒
- 青菜沙拉，搭配食用（可省略）

制作方法：

取一只水壶，添水烧至沸腾，再将你的烤箱预热至230℃（如果是带风扇的烤箱，预热至210℃，调至8档）。

将菠菜叶放入一只滤锅中，用水壶里烧开的水冲烫，直至菠菜叶变软。快速将变软的菠菜叶放在冷水下冲凉，然后用你的双手尽量将水分挤干。

将墨西哥玉米圆饼铺在不粘烤盘里。将碎番茄、芸豆和牛至混合均匀，涂抹在墨西哥玉米圆饼上。将菠菜叶分成两等份，分别放在两块墨西哥玉米圆饼上，然后分别加入黑橄榄和熟肉。在每块墨西哥玉米圆饼的中心挖出一个小坑，分别打入一个鸡蛋。加入盐和胡椒调味，然后放入预热完成的烤箱中，烤12分钟，或烤至墨西哥玉米圆饼的边缘变成棕黄色，鸡蛋清凝固。

将做好的披萨放在案板上，搭配一大份青菜沙拉食用，或者不要沙拉，直接将披萨消灭掉。

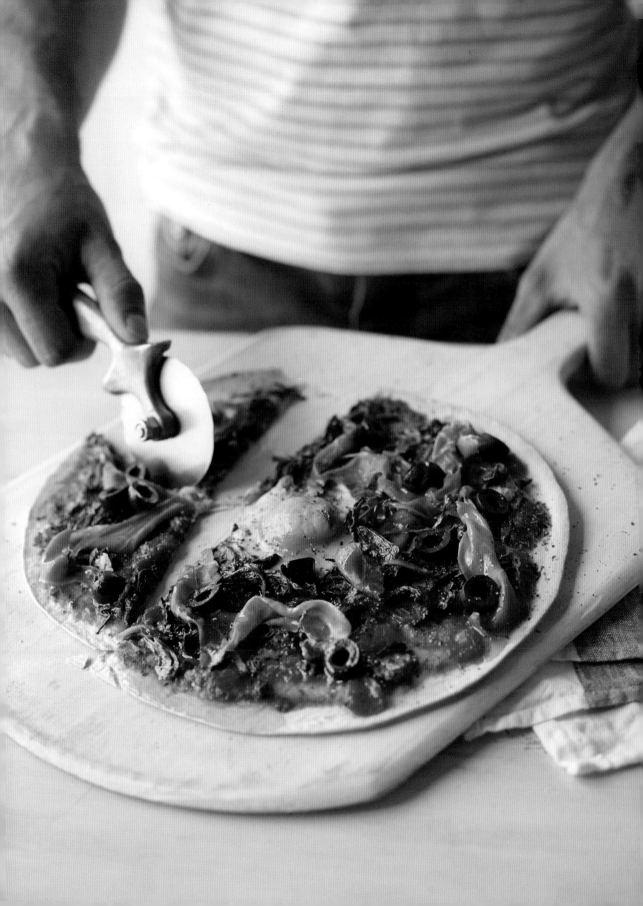

辣味鹰嘴豆茄子煲配火鸡肉

1
人份

可提前制作

适合冷藏

（只适合冷藏鹰嘴豆茄子煲，不适合冷藏火鸡肉）

配料：

- 1汤匙椰子油
- 4段香葱，切成1厘米长的小段
- 2瓣蒜，细细切碎
- 1个小点的茄子，切成1厘米见方的丁
- 1根红尖椒，粗略切碎（如果你不喜欢太辣，可以去掉辣椒籽）
- 4块100克的火鸡排
- 盐和胡椒
- 1茶匙印度咖喱粉
- 1汤匙番茄酱
- 1罐400克的鹰嘴豆，倒出水分，冲洗干净
- 1/2根香菜，只要叶子，粗略切碎

茄子、鹰嘴豆和印度咖喱粉融合在一起，简直就是天堂的味道。锻炼过后，这真的是既丰盛又能补充能量的一餐。如果你不是两个人一起吃的话，那就把多出来的那份放进冰箱冷藏，作为第二天的午餐或者晚餐。

制作方法：

预热你的烤架至最高温。

取一只炒锅或者一只大的平底锅，倒入椰子油，以中高温加热。加入香葱、大蒜、茄子和尖椒，爆炒3~4分钟。

炒蔬菜的期间，腌制火鸡排使其入味，放在烤架上，两面各烤4~5分钟，直至火鸡肉烤熟。挑选一块火鸡排，取最厚的部分切开检查，确保火鸡肉里里外外都变成白色，没有粉色的生肉遗留。烤好后，将火鸡排取下，静置待用。

再回到炒蔬菜的炒锅或者平底锅前：加入印度咖喱粉和番茄酱，炒1分钟，期间不断翻炒，防止香料炒糊。倒入200毫升水，下入鹰嘴豆，加入适量盐和胡椒调味，小火炖煮2分钟。

将做好的鹰嘴豆茄子煲装盘，盖上火鸡排，再撒上香菜叶即可。

扁豆香肠煲

不要担心，我知道你在疑虑什么到底怎么样才能在 15 分钟之内煲完这锅菜？节省时间的秘诀就在于选用小型的香肠和现成的熟扁豆。这样做出来的煲与任何耗费 4 个小时细熬慢炖出来的煲相比，味道并无二致，所以，就欣然接受吧。

制作方法:

取一只大的平底锅，倒入椰子油，以中高温加热。加入香肠，煎 3 分钟，期间翻几次面，煎至棕黄色。

加入切好的红辣椒、西葫芦、圣女果和百里香，爆炒 3~4 分钟，炒至这些食材刚刚开始变软。下入普伊扁豆，倒入鸡汤，加入适量盐和胡椒调味。将所有食材混合均匀，小火炖煮 3~4 分钟。

确认普伊扁豆均匀受热，香肠已经煮熟，然后撒入切好的欧芹（如果愿意加的话），装盘，趁热享用吧。

2/
人份

可提前制作

适合冷藏

配料:

- 1/2汤匙椰子油
- 10根直布罗陀香肠
- 1根红辣椒，去除辣椒籽，切丝
- 1/2根西葫芦，切成1厘米见方的丁
- 10个圣女果
- 2根百里香
- 250克预先煮好的普伊扁豆
- 150克鸡汤
- 盐和胡椒
- 1/2棵欧芹，只要叶子，粗略切碎（可省略）

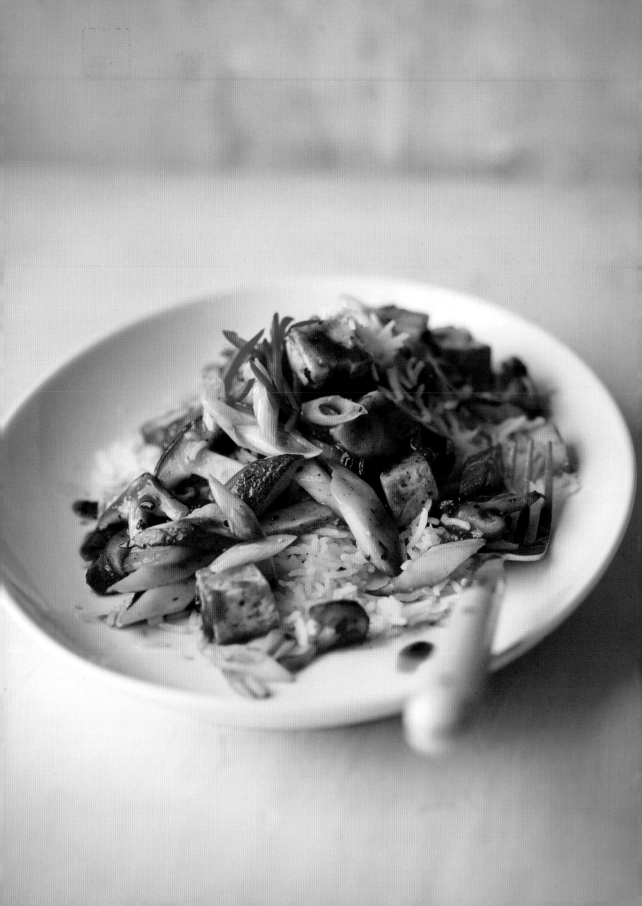

豆豉香菇炖豆腐盖浇饭

我很抱歉，没有提供足够的素食食谱，但我自身是个超级肉食爱好者！而这道菜，不管是素食主义者、肉食主义者，还是鱼素者，大家都会喜欢。选用对路的配料和风味去烹饪，豆腐也能变成珍馐美馔。而且如果你能吃掉一大份的话，还能补充大量的蛋白质。

制作方法:

取一只炒锅或者一只大的平底锅，倒入椰子油，以中高温加热。倒入切好的西葫芦，爆炒1分钟。加入尖椒、香葱和香菇，爆炒3~4分钟，或炒至所有蔬菜开始变软。

用勺子倒入豆豉，再添150毫升水。加火烧至快要沸腾，然后倒入豆腐块，改小火煮大约2分钟。

将煮好的米饭放进微波炉加热，热好后平均分为两等份，分别装盘，然后分别浇上香辣多汁的豆腐即可。

可提前制作

适合冷藏

配料:

- 1汤匙椰子油
- 1根西葫芦，切成1厘米见方的丁
- 1根红尖椒，粗略切碎（如果你不喜欢太辣，可以去掉辣椒籽）
- 2瓣蒜，粗略切碎
- 6段香葱，切成1厘米长的小段
- 8个香菇，粗略切碎
- 2汤匙豆豉
- 400克豆腐，切成2厘米见方的小方块
- 250克提前煮好的泰国香米或者印度香米

鸡肉炒面

1
人份

可提前制作

配料:

- 1/2汤匙椰子油
- 3段春葱,细细切碎
- 2瓣蒜,细细切碎
- 2厘米生姜,细细切碎或
  磨碎
- 1块240克的无皮鸡胸肉,
  切成1厘米厚的条
- 2棵油菜,把每片叶子瓣开
- 225克鲜鸡蛋面条
- 1大把嫩菠菜叶
- 1/2汤匙蜂蜜
- 1汤匙生抽酱油
- 2茶匙米酒醋
- 1根红尖椒,细细切碎
  (如果你不喜欢太辣,可
  以去除辣椒籽)

这道食谱绝对属于那种你爱到极致,恨不得每天都做的菜品。下班后回到家,只需用一只炒锅就可以搞定所有食材,吃完之后收拾起来也省事。这是一道名副其实的"15分钟轻松瘦"食谱哦。

制作方法:

取一只炒锅或者一只大的平底锅,倒入椰子油,以高温加热。加入切好的香葱、大蒜和生姜,爆炒10秒钟,然后加入鸡肉条,爆炒1分钟。

将油菜叶、面条和菠菜叶扔进锅中,再倒入几汤匙水(加水产生的蒸汽有助于使蔬菜熟得更快,也能防止面条打结)。翻炒2~3分钟,这时蔬菜应该已经变软,鸡肉条也应该已经熟透了。挑出一块较大的鸡肉条,切开检查,确保鸡肉里外全部变成白色,没有粉色的生肉遗留。

将炒锅从火上端离,倒入蜂蜜、生抽酱油和米醋,混合均匀。将做好的美味盛入盘子,撒上切好的尖椒,就可以享用了。

★ TOP TIP

如果你买不到鲜鸡蛋面条,也可以采用干鸡蛋面——但要记住,在投入锅中翻炒之前,要先煮一下。另外,如果想要做一顿无谷蛋白美食,只需将这份食谱里面的生抽酱油换成塔迈里酱油,再用米粉来代替鸡蛋面即可。

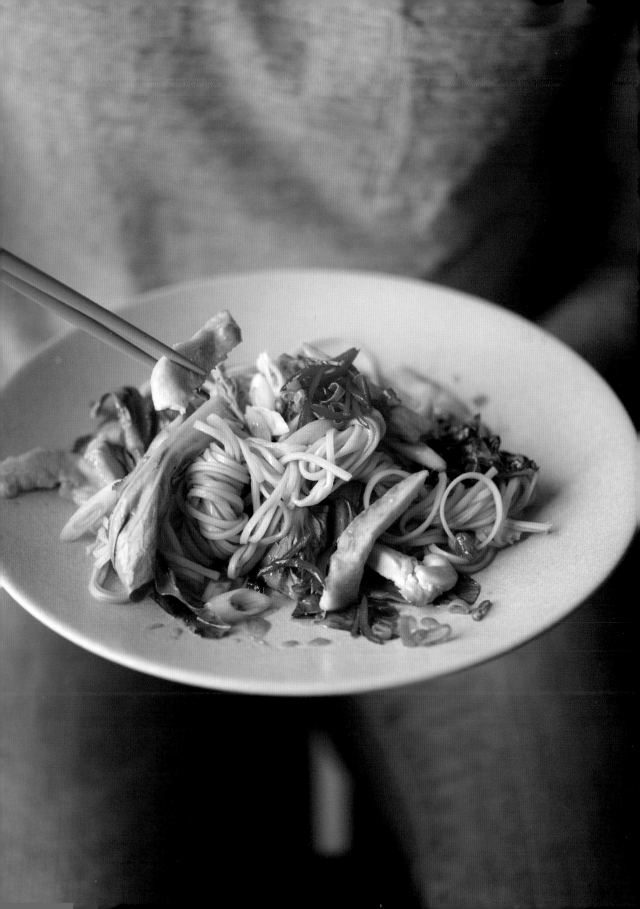

超大烤鸡肉卷

可提前制作

配料：

- 1块240克的无皮鸡胸肉
- 盐和胡椒
- 1汤匙番茄酱
- 1/2茶匙烟熏辣椒粉
- 1汤匙英国黑醋（一种起源于英国伍斯特郡的调味料，味道酸甜微辣，呈黑褐）
- 2块大的墨西哥玉米圆饼
- 1棵迷你罗马生菜，切碎
- 6个圣女果，对半切开
- 4汤匙罐装黑眼豆，倒出水分，冲洗干净
- 2汤匙农夫芝士（一种未经完全熟成的白色软芝士，味道温和，脂肪含量比一般的芝士低，十分健康，多用作沙拉）

这道加了烤肉酱的简单鸡肉卷很适合锻炼后享用。如果用纸箔将它紧紧地卷起来，匆忙的时候，这也不失为一份理想的午餐。

制作方法：

预热你的烤架至最高温。

在你的案板或台子上铺开一张大大的食品薄膜。将鸡胸肉平铺在食品薄膜上，再盖上一层食品薄膜。用一把擀面杖、较重的平底锅或者其他任何钝器，用力敲打鸡肉，直至鸡肉变成原来厚度的一半。

将处理好的鸡肉从食品薄膜上取下，加入盐和胡椒调味，然后铺在煎锅或烤盘里，烤4分钟，不用翻面。

烤鸡肉的期间，将番茄酱、辣椒粉和英国黑醋混合均匀，做成烤肉酱。将鸡肉翻面，烤2分钟，然后涂上做好的烤肉酱，再烤3~4分钟，或烤至鸡肉完全熟透。切开检查，确保鸡肉里外完全变成白色，没有粉色的生肉遗留。

将烤好的鸡排切成长条。将剩余的烤肉酱均匀涂抹在墨西哥玉米圆饼上，再放上鸡肉条、生菜、圣女果、黑眼豆和农夫芝士。将内容丰富的玉米圆饼卷起来，开吃。

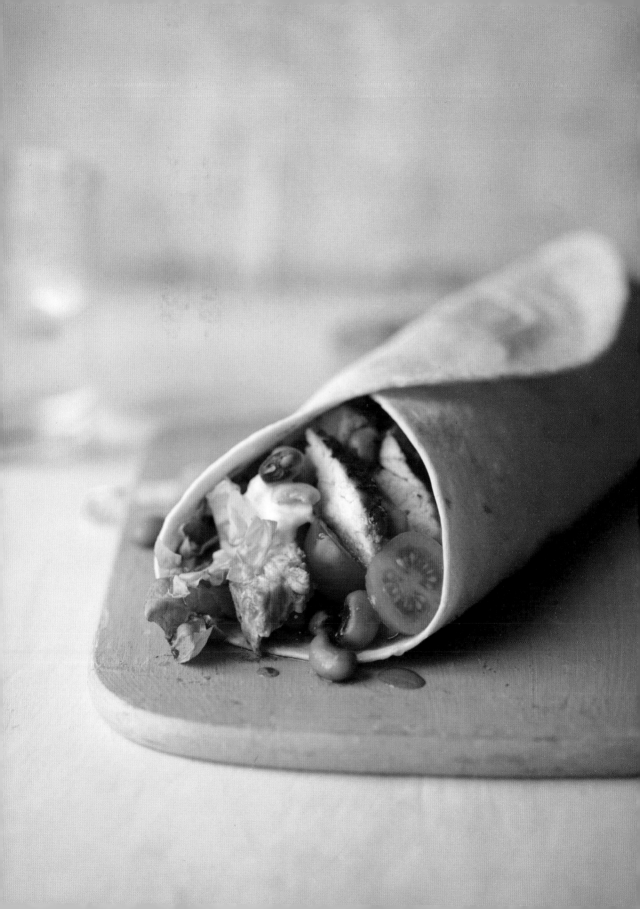

印度鸡肉

耗时较长的食谱

可提前制作

配料：

- 500克黄豌豆
- 1汤匙1/2椰子油
- 1茶匙孜然
- 1片新鲜的月桂树叶，
  或者2片干的月桂树叶
- 1个大点的红皮洋葱，
  切丁
- 4瓣蒜，细细切碎
- 2根红尖椒，切碎（如果
  你不喜欢太辣，去掉辣
  椒籽）
- 5厘米生姜，切丁
- 1/2茶匙姜黄粉
- 1汤匙印度咖喱粉
- 5个大点的西红柿，粗略
  切碎
- 200毫升~250毫升鸡汤
- 2块260克的无皮鸡胸肉，
  切成1厘米宽的条
- 盐和胡椒
- 1棵香菜，只要叶子，
  粗略切碎

这道菜大约要花费一个小时，又一份耗时比15分钟长的食谱。尽管如此，也不要放弃尝试——这道菜真的风味十足，锻炼后享用绝对能让你心满意足。所以，这份等待是值得的。如果你想省些事，可以批量制作印度西红柿豆（"豆"，英文为"daal"，这是一种印度素食主义者家常的浓稠食物，即用各种豆子作为原料，浸泡后与其他食材一起炖煮至软烂），将剩余的冷藏起来，下次直接拿来使用。

制作方法：

将黄豌豆放入一只大碗中，从水龙头接入温水，没过豌豆，然后静置浸泡至少20分钟。

取一只大的深平底锅，倒入1汤匙椰子油，以中高温加热化开。放入孜然和月桂树叶，炒30秒钟，再倒入切好的洋葱，翻炒2~3分钟，或炒至洋葱刚刚开始变软变色。加入切好的大蒜、尖椒和生姜，爆炒1分钟。

撒入姜黄粉和印度咖喱粉，不断翻炒30秒钟。投入切好的西红柿，倒入鸡汤，煮至沸腾。将泡好的黄豌豆捞出沥干，冲洗干净，然后投入平底锅中。煮大约40分钟，期间注意翻动，如果需要的话，可以再添一点点水，这时黄豌豆应该已经完全煮熟，开始变得软烂。

印度西红柿豆快要完成的时候，另取一只炒锅，倒入剩下的椰子油加热化开，放入鸡胸肉，加入适量盐和胡椒调味。翻炒大约3分钟，或炒至鸡肉完全熟透。挑出一块较大的鸡肉，切开检查，确保鸡肉里外全都变成白色，没有粉色的生肉遗留。

将香菜叶放入做好的印度西红柿豆中，混合均匀，再将炒好的鸡肉放在上面，装盘享用即可。

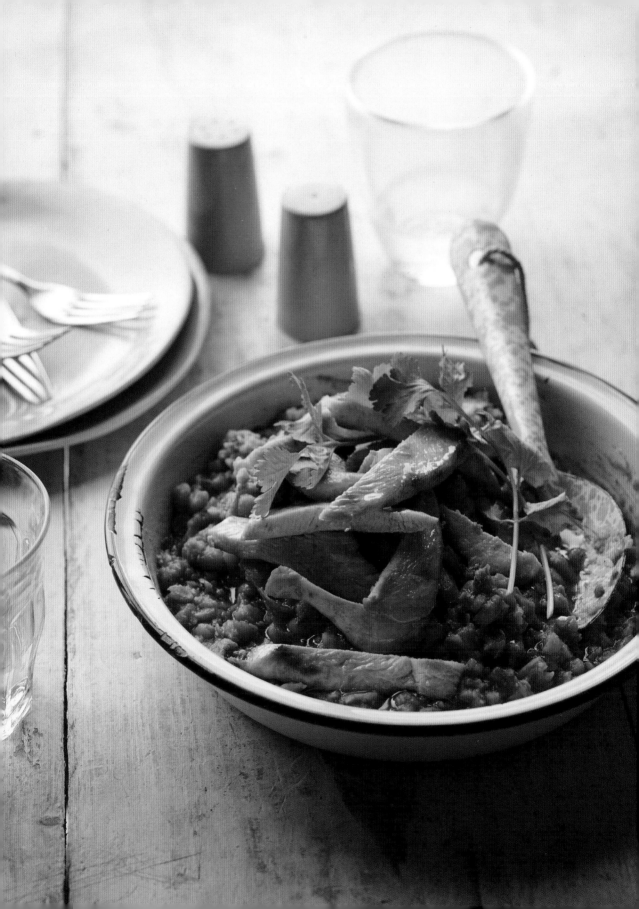

妈妈的特色千层面

4/人份

耗时较长的食谱

可提前制作

适合冷藏

配料：

▪ 1汤匙1/2橄榄油
▪ 1千克低脂（脂肪含量大约5%）牛肉末
▪ 1个大点的红皮洋葱，切丁
▪ 1根胡萝卜，切丁
▪ 1根西葫芦，切丁
▪ 2瓣蒜，细细切碎
▪ 1汤匙番茄酱
▪ 400毫升牛肉汤
▪ 400克碎番茄
▪ 18片意式宽面
▪ 1根罗勒，只要叶子，粗略撕碎（可省略）
▪ 硬皮面包（搭配食用）

这是一道源自我妈妈的特色食谱。实际上，就像她说的，这是她唯一会做的食物。我的妈妈是意大利人，在她的成长过程中，她几乎每周都会做这道美食。因为是烤千层面，所以整个烹饪过程从头到尾要耗费1小时15分钟以上，但是准备过程不会花费很长时间，而且，只要食材进了烤箱，你就可以坐下休息了。我保证你会和我一样爱上这道菜。

制作方法：

取一只大的深平底锅，倒入1/2汤匙橄榄油，以高温加热。加入一半牛肉末，翻炒2~3分钟，炒的时候随手把结块的牛肉末搅散。将炒好的牛肉末盛入盘中，重复以上步骤，再将1/2汤匙橄榄油和剩余的牛肉末如法炮制。

所有的牛肉末都炒至棕黄色之后，将平底锅擦干净，倒入剩余的1/2汤匙橄榄油，以中高温加热。放入切好的洋葱、胡萝卜、西葫芦和大蒜，不时地翻炒，炒大约5分钟——这时所有的蔬菜应该已经开始变软变色。倒入番茄酱、牛肉汤和罐装碎番茄，再将炒好的牛肉末倒回锅里。将所有食材炖煮20分钟。

将你的烤箱预热至190℃（如果是带风扇的烤箱，预热至170℃，调至5档）。

这时，取一只长30厘米宽15厘米左右的烤盘，准备将意式宽面层层叠起，做成千层面。盛入大约1/4的牛肉酱汤，倒进烤盘里，在烤盘底部抹匀，然后将6片意式宽面平铺在上面（如果有部分重叠，也不必担心）。重复以上步骤，直至铺完4层牛肉酱和3层宽面（最后一层应该是牛肉酱）。用一张锡纸将烤盘盖严，放入烤箱，烤40分钟，或烤至受热均匀，意式宽面完全熟透。如果你可以很轻松地将一把叉子插入千层面中，就代表千层面烤制完成了。

如果你愿意的话，将刚刚撕碎的罗勒叶撒在烤好的千层面之上即可，搭配一大块面包和一份蔬菜沙拉，就可以享用美食了。

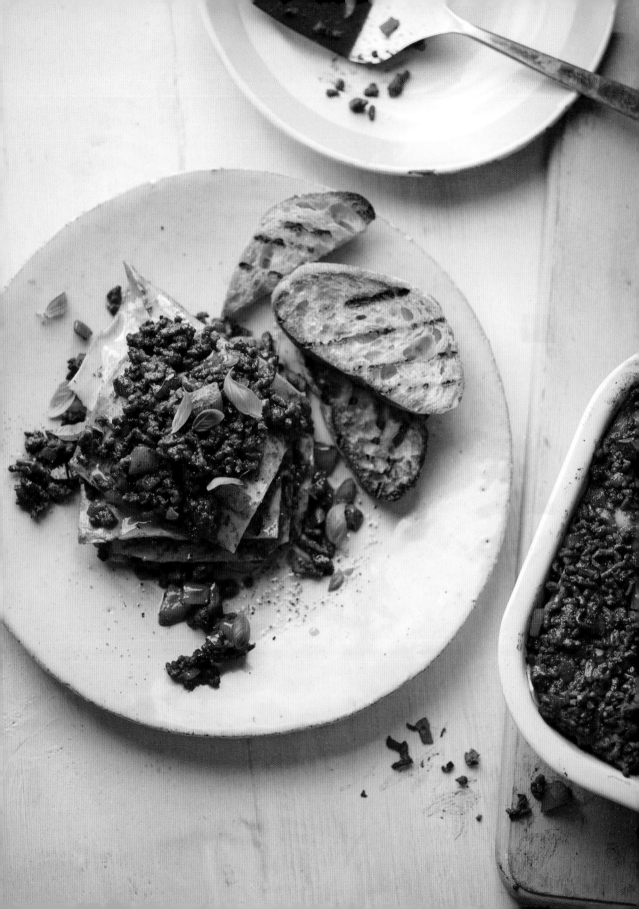

西式蛋饼

2/
人份

耗时较长的食谱

可提前制作

配料：

- 12个嫩的小土豆
- 1汤匙橄榄油
- 5段香葱，切片
- 1根红尖椒，细细切碎
  （如果你不喜欢太辣，
  可以去除辣椒籽）
- 2把嫩菠菜叶，额外再
  备一点，用来做最后的沙拉
- 300克熟食鸡肉或火腿，
  粗略撕碎或切片
- 8个鸡蛋
- 盐和胡椒
- 面包，搭配食用
- 圣女果，搭配食用

这份超级可心的土豆煎蛋饼大约要花费你30分钟，但无论凉着吃还是热着吃，它都是那么美味，而且你还可以把它装进午餐盒里带去上班，配上一些新鲜的沙拉一起享用，简直完美。

制作方法：

用一把叉子将土豆扎出小眼，放入微波炉，调至900w，烤3分钟。静置2分钟，然后再烤2分钟，这时土豆应该已经烤熟了。静置放凉，然后将烤好的土豆切成片。

预热你的烤架至最高温。

取一只不粘锅（直径大约20厘米），倒入橄榄油，以中高温加热。放入切好的烤土豆煎炸，多翻几次面，煎2分钟。加入切好的香葱和尖椒，炒1分钟。投入菠菜叶以及鸡肉或火腿，翻炒大约30秒钟，或炒至菠菜叶变软。

将鸡蛋打散，再加入适量盐和胡椒搅匀，然后将蛋液倒入平底锅中。用一把木铲或者抹刀将蛋液推开，一点点抹匀，煎1~2分钟，或煎至平底锅里铺满鸡蛋饼。将蛋饼再煎1分钟，然后将平底锅放在烤架下面（如果你的平底锅是塑料把的，注意不要将锅把靠近烤架！），烤至蛋饼刚好定型。

将烤好的蛋饼从平底锅中取出，切成两半，搭配一大块面包，再用圣女果和额外准备的菠菜叶做个沙拉放在旁边，一起享用吧。

乔式甘薯农舍派

相信我，虽然这个农舍派要花费一些功夫（大约 1 小时 15 分钟），但准备过程很简单，而且只要等到关上烤箱的门，你需要的就只剩下耐心了！上面的甘薯馅简直好吃到无与伦比。

制作方法：

预热你的烤箱至 200℃（如果是带风扇的烤箱，预热至 180℃，调至 6 档）。

取一只深平底锅，添水烧至沸腾。加入甘薯块，煮大约 10 分钟，煮至甘薯软烂。煮好后连甘薯带水一起倒入滤锅，轻甩一下，甩尽水分，然后再倒回平底锅里。加入适量盐和胡椒调味，然后将甘薯块捣成泥状。

甘薯做好后，另取一只大的平底锅或者一只厚质砂锅，倒入一半椰子油，以高温加热。加入牛肉末翻炒，随手搅散结块的肉末，炒至牛肉末刚好熟透，呈棕黄色。由于每个人的平底锅尺寸不同，锅小的有可能需要分两次做。将炒好的牛肉末盛入碗中。

将剩余的椰子油倒入炒牛肉末的平底锅中，以中高温加热。加入切好的洋葱、红辣椒、胡萝卜和西葫芦，爆炒 5~6 分钟，或炒至这些食材开始变软。倒入番茄酱，再炒 30 秒钟，把牛肉末再次倒回锅里，翻炒均匀。倒入牛肉汤，烧至沸腾，改小火煮 20 分钟。

煮好后，将平底锅从火上端离，投入冰冻豌豆和英国黑醋，翻炒均匀，然后用一把勺子将其盛入一只大的烤盘中，盖上捣成泥的甘薯，做成农舍派。

将农舍派放入烤箱，大约烤制 20 分钟，这时的甘薯外皮应该已经有点酥脆了。

4／
人份

可提前制作

适合冷藏

配料：

- 4个甘薯，削皮，切成块状
- 盐和胡椒
- 1汤匙椰子油
- 1千克低脂（脂肪含量大约5%）牛肉末
- 1个洋葱，粗略切丁
- 1根红辣椒，去除辣椒籽，切丁
- 2根胡萝卜，磨碎
- 1根西葫芦，磨碎
- 2汤匙番茄酱
- 200毫升牛肉汤
- 75克冰冻豌豆
- 3汤匙英国黑醋

菠菜火鸡馅意大利肉卷

4／
人份

耗时较长的食谱
可提前制作
适合冷藏

配料：

- 1/2汤匙橄榄油
- 1个大点的红皮洋葱，切丁
- 3瓣蒜，细细切碎
- 1千克火鸡肉末
- 3大把嫩菠菜叶
- 300克意大利乳清干酪
- 盐和胡椒
- 1根罗勒，只要叶子，粗略切碎
- 16个意大利肉卷皮
- 2罐400克的碎番茄
- 硬皮面包和附餐沙拉（搭配食用）

又来一份批量制作之王。拿出 1 小时 15 分钟的时间投入制作，再将做好的意大利烤肉卷分成 4 份，未来数日的饭就这么搞定了。如果你不喜欢火鸡肉末，可以用牛肉末代替。

制作方法：

预热你的烤箱至 180℃（如果是带风扇的烤箱，预热至 160℃，调至 4 档）。

取一只炒锅，倒入 1 汤匙橄榄油，以中高温加热。加入切好的洋葱和大蒜，不断翻炒 2 分钟，直至洋葱变软变色。

调大火至高温，倒入一半火鸡肉末，翻炒 2~3 分钟，炒的时候用勺子随手搅散结块的肉末。将火鸡肉末炒至没有粉色生肉遗留，然后盛入一只碗中。重复以上步骤，将剩余的橄榄油和火鸡肉末炒好。第二批火鸡肉末也炒成棕黄色之后，投入菠菜叶，翻炒至菠菜叶变软，然后将锅里的所有食材倒入盛放第一批火鸡肉末的碗中。

将意大利乳清干酪加入碗中，撒上适量盐和胡椒调味，再放入碎罗勒叶，将所有食材混合均匀。用手指当茶匙，将混合好的火鸡肉末装进意大利肉卷皮中——这里不用过于追求完美，装满溢出来的肉末稍后可以放入酱汤里。

装满所有的意大利肉卷后，取一只大烤盘（大约长30 厘米，宽 18 厘米），在底部倒入 1 罐碎番茄打底，如果有剩余的火鸡肉末混合物，此刻可以倒进烤盘。现在，将所有装满的意大利肉卷摆放在烤盘里，再倒入另一罐碎番茄，然后用一张锡纸将烤盘覆盖。

将烤盘放进烤箱，烤 35~40 分钟，这时肉卷应该已经完全烤熟。将烤好的肉卷从烤箱中取出，撒上剩余的碎罗勒叶，搭配一份附餐沙拉和面包食用。

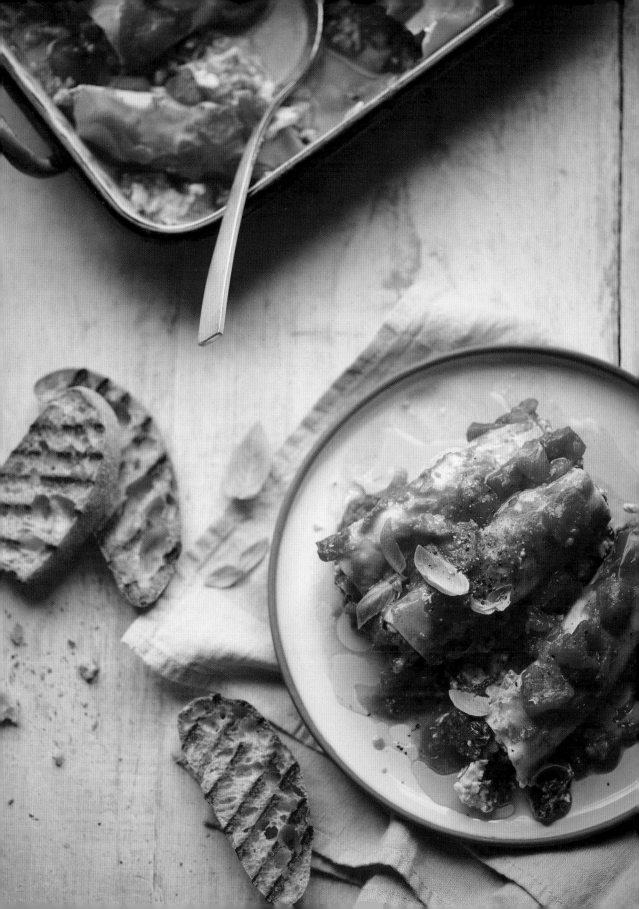

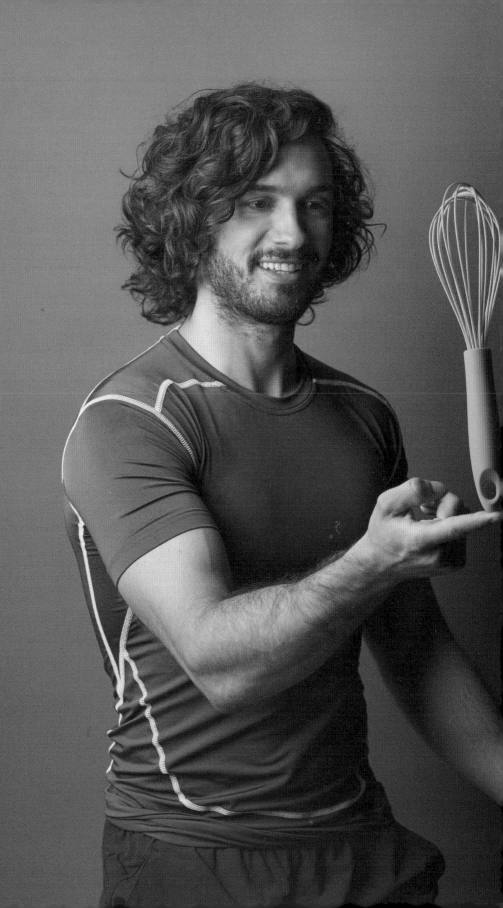

5

零食与小吃

金枪鱼塔塔

2
人份

配料：

- 4汤匙米醋
- 1茶匙盐
- 1/2根黄瓜，去籽，切成1厘米见方的丁
- 400克生的金枪鱼，切成1厘米见方的丁（如果刀功自信，也可以切到更小）
- 全麦年糕或者米饼（搭配食用）

如果你喜欢吃寿司，那么你一定会大爱这款塔塔。高品质的新鲜金枪鱼可以生吃，但是，最好还是向鱼贩或者当地超市卖鱼的柜台确认清楚，让他们知道你要买能生吃的金枪鱼。如果你怀了孕或者免疫力太弱，就无福消受这份美食了。

制作方法：

将米醋倒入一只小碗中，放入盐搅拌，直至完全溶解。加入黄瓜丁，静置腌制5分钟。

腌好后，倒出米醋，将腌过黄瓜丁与切好的金枪鱼丁混合均匀。

做好的金枪鱼塔塔，搭配年糕或者米饼，就成了一份美味又特别的零食。

★ **TOP TIP**

你如此辛苦地锻炼，为什么不能在我的15分钟轻松瘦小吃里挑出一样来慰劳自己呢？然而，这些零食和小吃都很容易上瘾，所以不要太贪心吃独食——与你的朋友们一起分享吧！如果被邀参加派对的时候，带上一些健康的小吃同去，大家都会对你另眼相看的！

甜玉米菲达奶酪煎饼

这些煎饼味道一级棒，而且制作起来也非常容易。它们不管热着吃还是凉着吃都适合，所以你可以提前一天晚上将它们做好，第二天早上直接带去上班。你也可以制作双份，将第二份放进冰箱冷藏，下次继续享用。

制作方法：

取一只大碗，放入甜玉米、尖椒（如果愿意加的话）、香葱、菲达奶酪和面粉，打入鸡蛋，再加 50 毫升水。加入盐和胡椒调味，然后将所有配料混合均匀，调至浓稠的糊状。

取一只不粘平底锅，倒入一半椰子油，以低至中温加热。油热后，用勺子倒入一半的糊，把它摊开，使其均匀铺满平底锅。大约煎 2 分钟，不要翻面，也不要挪动……这段时间正好够做 20 个俯卧撑！

翻面，将另一面再煎 2 分钟。煎好后，将饼从平底锅里取出，放在厨房用纸上沥干多余的油分，这时就可以去煎第二锅煎饼了。

将煎饼装盘，搭配切好的牛油果，挤入柠檬汁。如果你喜欢的话，再滴几滴芝麻油，撒上尖椒即可（成品图片见 P169）。

2／人份

可提前制作

适合冷藏

配料：

- 340克的甜玉米，沥尽水分
- 1根红尖椒，去掉辣椒籽，切片。额外准备一些，装盘时用（可省略）
- 3段香葱，细细切碎
- 75克菲达奶酪，磨碎
- 75克自发面粉
- 1个鸡蛋
- 盐和胡椒
- 1汤匙椰子油
- 1个牛油果，切片
- 1个柠檬的柠檬汁，装盘时用
- 少量芝麻油（可省略）

金枪鱼西葫芦油煎饼

12～14块
小的油煎饼

或者4块
大的煎饼

可提前制作

适合冷藏

配料：

- 1罐160克的金枪鱼罐头，沥尽水分
- 1根西葫芦，磨碎
- 80克自发面粉
- 1个鸡蛋
- 1汤匙椰子油
- 生抽酱油，做蘸酱用

如此炫酷又美味的小吃，而且貌似橱柜里总会有一罐闲着的金枪鱼找不到用武之地。如果你愿意的话，可以批量制作，也可以冷藏。

制作方法：

将金枪鱼从罐中取出，放进一只碗中，然后加入西葫芦碎和面粉，打入鸡蛋。将所有配料混合均匀，调成糊状。如果需要的话，可以倒入一点点水稀释，直至面糊达到类似高脂厚奶油的浓稠度。

取一只平底锅，倒入一点椰子油，以中温加热。用勺子倒入一堆堆面糊，每堆之间留出一定空间，因为每一堆面糊会自行舒展开来，形成一块小饼。如果你想要做出 12 个左右的饼，那么每个小饼的直径大约需要 7～8 厘米，但是你大可以只是做 4 个较大的饼。

将煎饼两面各煎大约 2～3 分钟，然后从平底锅中取出，放在厨房用纸上吸尽油分。

取一只小碗，倒入生抽，煎饼蘸酱油，更好吃哦。

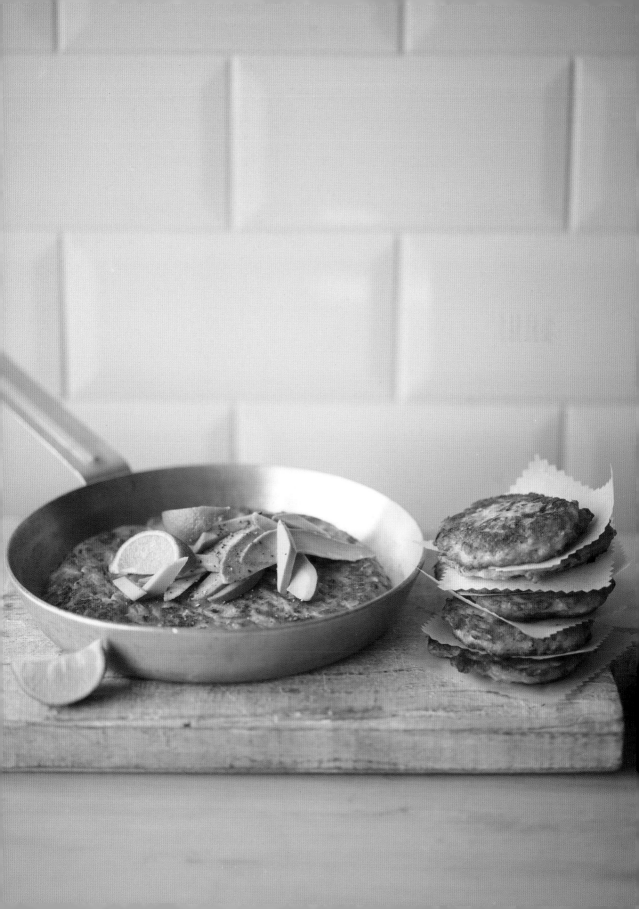

香辣腰果

400g

配料：

- 400克腰果仁
- 2茶匙橄榄油或者花生油
- 2茶匙孜然粉
- 1茶匙1/2烟熏辣椒粉

制作方法：

将你的烤箱预热至190℃（如果是带风扇的烤箱，预热至170℃，调至5档）。

将所有的配料混合均匀，然后倒入一只烤盘，放进烤箱，烤12～15分钟，直至腰果口感酥脆，轻微变色。烤好后，将腰果仁从烤箱中取出，撒适量盐调味。将做好的香辣腰果放入密封容器中，最多能保存5天。

芥末花生

400g

配料：

- 400克原味花生仁
- 4茶匙芥末粉
- 2茶匙橄榄油

制作方法：

将你的烤箱预热至190℃（如果是带风扇的烤箱，预热至170℃，调至5档）。将所有的配料混合均匀，然后倒入一只烤盘，放进烤箱，烤12～15分钟，直至花生仁口感酥脆，轻微变色。烤好后，将花生仁从烤箱中取出，撒适量盐调味。将做好的芥末花生放入密封容器，最多能保存4天。

香辣墨西哥炸玉米片

24片

配料：

- 3张小的墨西哥玉米卷饼
- 少量橄榄油
- 2茶匙孜然粉
- 1茶匙烟熏辣椒粉
- 1茶匙芹菜盐（芹菜盐是一种由芹菜籽和精制食盐混合制作而成的调味品）

制作方法：

将你的烤箱预热至170℃（如果是带风扇的烤箱，预热至150℃，调至3档）。将每张玉米饼的两面依次涂上少量橄榄油。先将玉米饼切成4等份，再将每小块切成2等份，这样1张大玉米饼你就能得到8个三角形的小玉米片。将24块小三角全都放进烤盘（如果你的烤盘较小，就可能要用到2～3个烤盘，或者分成两批制作）。

将调味料混合均匀，然后均匀撒在这些玉米片上。放入烤箱，烤6～7分钟，直至玉米片变得微黄酥脆。

★ TOP TIP

这些自制坚果类零食非常适合开派对，而且对你来说，它们比薯片之类的零食更加健康！然而，他们也只是小吃，所以不要吃起来刹不住车。我建议每次吃20～30克，每天不要超过一次。

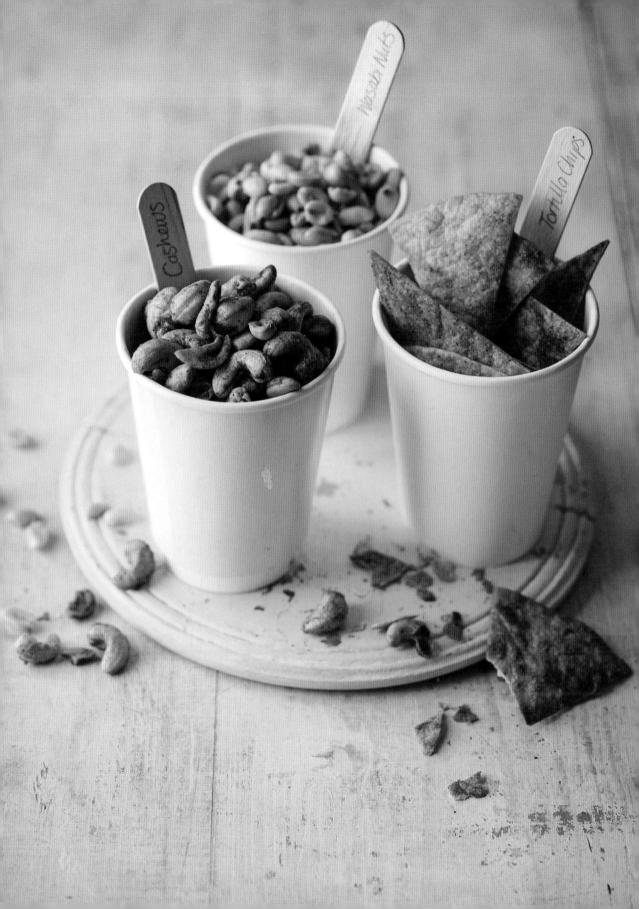

"迷你树"松子香蒜酱

这份小吃超级棒，而且可以装进密封容器中放到冰箱里冷藏，最多能保存 3 天。其他绿色蔬菜，比如甘蓝和菠菜，也可以做出很好的味道。我喜欢将花椰菜、胡萝卜、黄瓜切碎，用这款酱蘸着吃。

制作方法:

取一只深平底锅，添水烧至沸腾。下入西兰花，煮 1 分钟。将煮好的西兰花捞出，用滤网或滤锅沥尽水分，然后放在流动的冷水下面冲洗冷却。

将西兰花放进搅拌机，再加入松子、帕尔玛干酪、罗勒叶、大蒜、柠檬汁、柠檬皮屑和橄榄油。加入适量盐和胡椒，然后开启搅拌机，搅拌至细滑后停止，（你很可能需要暂停几次，刮除滤渣）。

将做好的香蒜酱作为蘸料，搭配生鲜蔬菜食用即可。

配料:

- 2棵西兰花，瓣成小朵
- 4汤匙松子
- 3汤匙磨碎的帕尔玛干酪
- 2根罗勒，只要叶子
- 1瓣蒜，粗略切碎
- 1个柠檬的柠檬汁和柠檬屑
- 75毫升橄榄油
- 盐和胡椒
- 切碎的生鲜蔬菜，搭配沙司食用

浓情香草奶油芝士酱

这款小吃绝对是奶酪狂粉的最爱，而且里面新鲜香草的混搭简直完胜。如果你没有食物加工机，也可以手工制作，只是要多费点时间。

制作方法:

除了核桃仁和蔬菜条，将其他所有配料放入食物加工机中，添 2 汤匙温水。开启加工机，加工至完全细滑。

将加工好的酱料倒入碗中，放上碎核桃仁，然后用芹菜、胡萝卜和黄瓜条蘸着食用即可。

配料:

- 180克奶油芝士
- 2汤匙切碎的香葱
- 2汤匙切碎的龙蒿
- 2汤匙切碎的罗勒
- 1瓣小蒜，细细切碎
- 6个晒干的西红柿，粗略切碎
- 50克核桃仁，粗略磨碎
- 芹菜、胡萝卜和黄瓜条，搭配食用

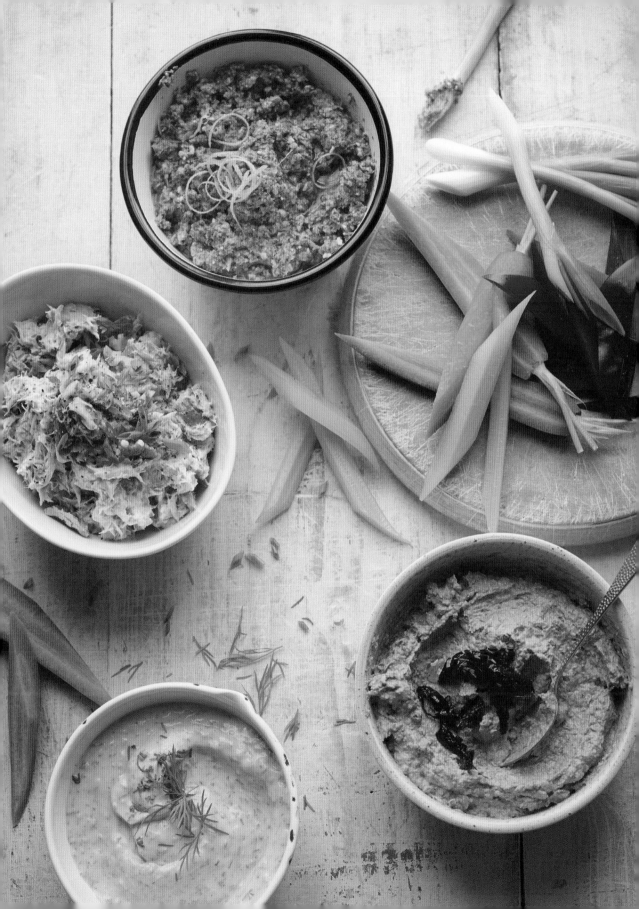

烟熏鲭鱼露

用这款蘸料搭配生的花椰菜，味道好极了。如果装进密封容器中放在冰箱里面冷藏，最多可以保存 4 天。

配料：

- 300克烟熏鲭鱼
- 75克法式酸奶油
- 1个柠檬的柠檬汁
- 现磨的黑胡椒粉
- 一小根香葱，细细切碎
- 35克核桃仁，粗略切碎
- 切过的胡萝卜、花椰菜，切片的红辣椒，搭配食用

制作方法：

将鲭鱼皮去掉，然后用手将鲭鱼撕成小片。加入法式酸奶油和柠檬汁，以及适量黑胡椒。用一把叉子将其捣碎混合，直至达到你满意的浓稠度（我个人喜欢浓稠一点的）。

加入香葱搅匀，撒上核桃仁。用切好的胡萝卜、花椰菜和红辣椒蘸酱食用即可。

牛油果牧场沙拉酱

　　如果你喜欢牛油果,那么这款奶油质地的牧场沙拉酱正合你的口味。这份食谱只需大约5分钟就可以制作完成,还可以罐装保存,用健康的脂肪让你时刻保持精力充沛。

制作方法:

　　将切碎的牛油果放入食物加工机中倒入酸奶、柠檬汁、香葱、莳萝和欧芹,再加入盐和胡椒调味,然后开机加工至匀滑。

　　将加工好的牛油果沙拉酱搭配芹菜棒食用即可。

配料:

- 1个大点的牛油果,粗略切碎
- 245克全脂希腊酸奶
- 1个柠檬的柠檬汁
- 1瓣蒜,磨碎或者细细切碎
- 1小把香葱,细细切碎
- 1小把莳萝,细细切碎
- 1小把欧芹,细细切碎
- 盐和胡椒
- 6大段芹菜,搭配食用

★ TOP TIP

关于小吃的好点子

　　如果你没有时间亲手制作小吃,这里为你准备了几个好点子!

　　★ 一勺乳清蛋白加水

　　★ 20~30克坚果仁

　　★ 85克牛肉干

　　★ 煮鸡蛋

　　★ 75~100克水果(香瓜、蓝莓、草莓、树莓、苹果或者梨子)。如果用水果做零食,请每天不要超过一次,每周不要超过几次,因为这样不利于你的脂肪燃烧。

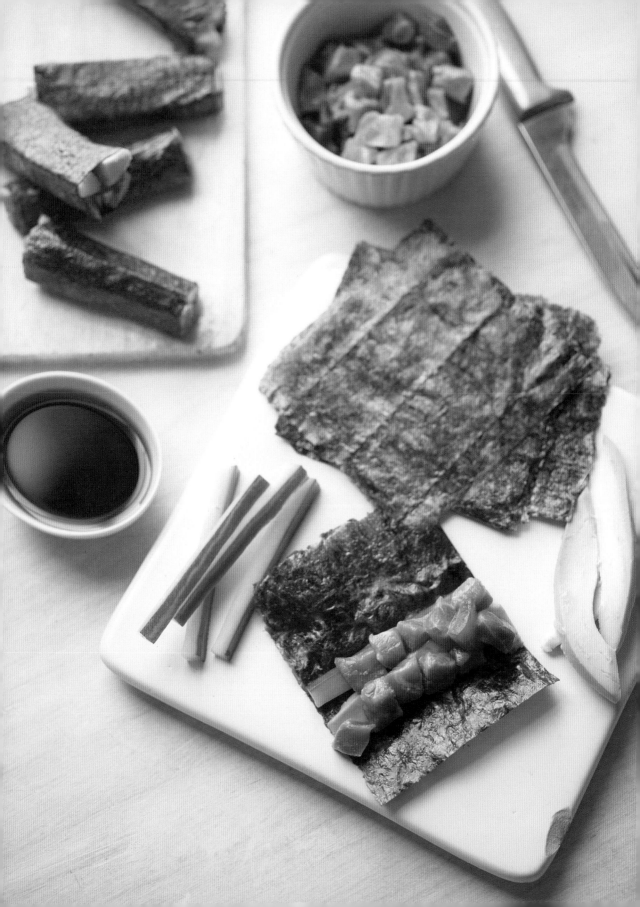

三文鱼牛油果手卷

又来一份富含健康脂肪的美味小吃。这道手卷可口诱人，可以当做派对晚宴的头菜。只需确保你从鱼贩那里买到的三文鱼足够新鲜（让收货人员知道你是要买来生吃的）。但是缺乏抵抗力的人和孕妇应该避免吃生鱼。

制作方法:

将三文鱼、生姜、生抽、芝麻油和米醋放入一只碗里，混合均匀。

将两半牛油果都纵向切成 4 片，这样你会得到总共 8 片牛油果。

将每张大海苔切成 4 张相同的方形小海苔。

将 8 张小海苔平铺，在每一片海苔的中间位置分别放上 1 片牛油果，然后在牛油果旁边分别横向放入黄瓜条。将三文鱼平均分成 8 份，分别放在 8 张海苔上，沿着牛油果片和黄瓜条的方向摆放。

用手指蘸一点水，沿着海苔边缘涂抹，使其湿润，这样海苔边缘就可以粘合起来了。

将海苔卷起来，这道手卷就完成了，现在准备好好享受这份充满禅意的味觉体验吧。

配料:

- 400克生鲑鱼，切成1厘米见方的小块（也可以切得更小）
- 1块厘米大小的生姜，细细磨碎
- $1^1/_2$汤匙生抽酱油
- 2茶匙芝麻油
- 2茶匙米酒醋
- 1个牛油果，对半切开，去皮
- 2大张海苔（长宽大约都为20厘米）
- 1/4根黄瓜，去籽，切成8段长条

甜菜根蛋白布朗尼

大约16块

耗时较长的食谱

配料：

- 2块熟甜菜根（大约140克），去皮并粗略切碎
- 175克杏仁粉
- 120克栗蓉
- 30克可可粉
- 45克蜂蜜
- 30克香草蛋白粉
- 2茶匙香草精
- 4个鸡蛋

我的食谱中少不了要有几道甜点。这些布朗尼非常好吃，而且要比你平常买到的巧克力布朗尼健康得多。但是，还是只能偶尔放纵一下，不能每天都狼吞虎咽。每周一片，锻炼后吃，是绝对没问题的。这款布朗尼大约要花费45分钟——嘿，想要美味的小吃，总得付出点代价吧！

制作方法：

将你的烤箱预热至180℃（如果是带风扇的烤箱，预热至160℃，调至4档）。

将所有的配料放入食物加工机中，加工至匀滑的糊状。

将加工好的糊倒入烤盘中（大约长28厘米，宽15厘米），放进烤箱，烤18分钟。

烤好后，将布朗尼从烤箱中取出，静置放凉一些，然后切成小块，尽情享用吧。

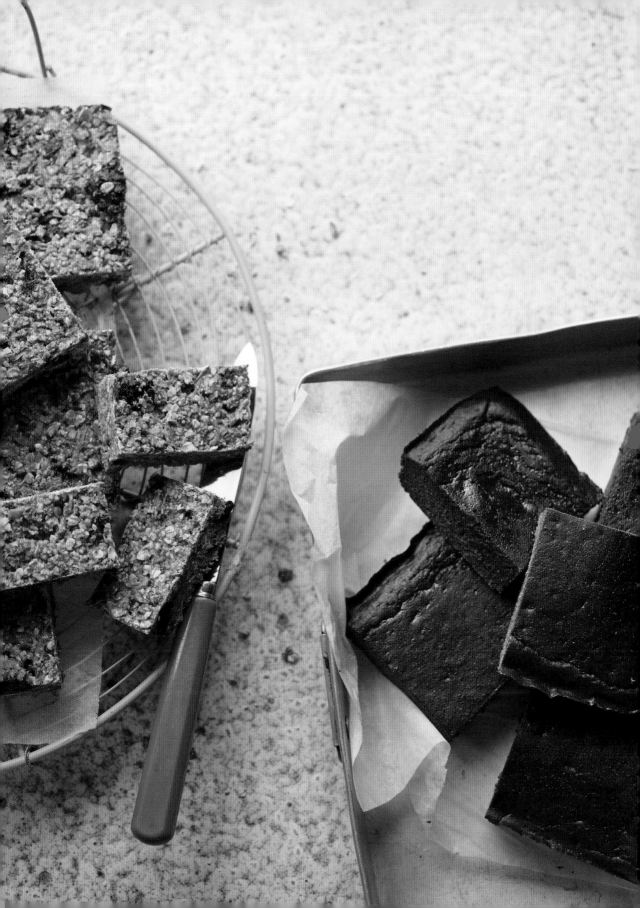

锻炼后补充能量的
红枣燕麦块

24块

耗时较长的食谱

可提前制作

配料:

- 12个去核的红枣
- 100克年糕
- 220克燕麦片
- 30克香草蛋白粉
- 2个苹果,去核,磨碎
- 1/2茶匙发酵粉
- 100克樱桃干,对半切开

又一份只需1/2小时就可以在体内消耗殆尽的美味小吃。但是还是不要忘了,零食不能每天都吃。每周不要超过1次,可以与朋友们一起分享,这样你就不会一个人吃掉全部24块啦!我们没有理由要吃光它们,所以分享给别人也不会浪费,装进密封容器的话,可以保存5天。

制作方法:

将你的烤箱预热至160℃(如果是带风扇的烤箱,预热至140℃,调至3档)。

取一只水壶,添水烧至沸腾。用烧好的沸水覆盖红枣,静置浸泡5分钟。

将年糕放入食物加工机中,直至年糕完全打碎。将打碎的年糕倒入一只大碗中。

将泡好的红枣捞出,沥尽水分,放入食物加工机,加工至匀滑,然后倒入装年糕的碗中,将其他配料也倒入碗中。将所有食材混合均匀——混合物可能会有些硬,所以如果需要的话,可以用手抓匀。

将混合物倒入烤盘(大约长28厘米,宽15厘米),放进烤箱,烤25分钟。烤好后取出,静置放凉,再切成方块即可。

乔式格兰诺拉麦片

明明利用 1/2 个小时的空闲就能自己在家制作健康的格兰诺拉麦片，为什么非要出去买含糖量高的加工食品呢？搭配希腊酸奶和一些新鲜的浆果作为早餐，真的美味又健康。然而，还是不要每天都依赖它。在早餐界，鸡蛋是绝对的王牌。

制作方法:

将你的烤箱预热至 180℃（如果是带风扇的烤箱，预热至 160℃，调至 4 档）。

除了葡萄干，将所有配料放入一只大碗中混合均匀，然后倒入一只较大的烤盘里面，推开抹匀，铺成一层。

将烤盘放入烤箱，烤 25 分钟。期间将烤盘取出几次，把所有配料搅匀，这样做出的格兰诺拉麦片才能烤得均匀。

烤好后，将烤盘从烤箱中取出，静置放凉，然后放入葡萄干搅匀。做好的格兰诺拉麦片装进密封性好的瓶子里，至少可以保存 2 天——但是我打赌，不到 2 天你就会把它吃光！

耗时较长的食谱

可提前制作

配料:

- 175 克什锦坚果（我喜欢腰果、碧根果、核桃和杏仁）
- 1 茶匙肉桂粉
- 1 个苹果，去核，带皮磨碎
- 150 克燕麦片
- 20 克蜂蜜
- 40 克葡萄干

乔式蛋白大米布丁

1 / 人份

耗时较长的食谱

配料:

- 100克制作布丁的大米
- 500毫升杏仁奶
- 1汤匙蜂蜜
- 30克香草蛋白粉

如果你喜欢吃甜食,那么在锻炼后吃这款香甜的布丁就是一种享受了,如果搭配一些新鲜的浆果食用就更好了。制作这份小吃大约需要 1/2 小时。

制作方法:

取一只深平底锅,放入大米、杏仁奶、蜂蜜和150毫升水。烧至沸腾,调小火煮 20~25 分钟。注意不断搅拌,尤其是快结束的时候,会变得浓稠易糊。

煮好后,将平底锅从火上端离,静置放凉,然后放入蛋白粉,搅拌均匀。不要在平底锅放在火上时倒入蛋白粉,否则煮好的乳浆会继续加热结块。

可以将煮好的布丁直接吃掉。或者,有一种更为奢侈任性的做法,那就是将布丁倒入烤盘,放在预热好的烤架下面烤制,直至布丁表皮变成好看的棕黄色,口感微脆。

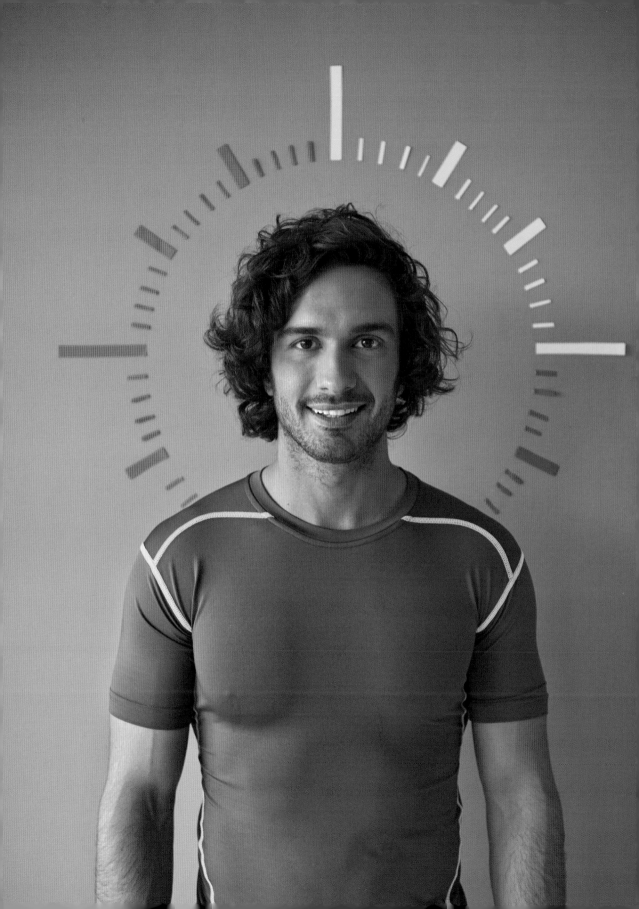

香蕉碧根果杯子蛋糕

12个

**耗时较长的食谱
可提前制作**

配料：

- 100克碧根果，再额外准备12克，最后装饰用
- 70克栗蓉
- 3根熟得透烂的香蕉，剥去果皮，粗略切碎（你大约需要190克果肉）
- 30克蜂蜜
- 30克香草蛋白粉
- 2茶匙香草精
- 50克杏仁粉
- 4个鸡蛋
- 12茶匙法式酸奶油

20分钟就能制作完成，这些杯子蛋糕是我最爱的小吃，而且非常容易上瘾，所以再强调一次，不要沉沦！如果你每天都吃这些，就不会燃烧脂肪，所以将它们作为一种特别的慰劳食物，或者在派对上与朋友分享。香蕉越黑越好——我是认真的，对于这款杯子蛋糕来说，完全变黑的香蕉也可以用。

制作方法：

将你的烤箱预热至190℃（如果是带风扇的烤箱，预热至170℃，调至5档），摆放12个蛋糕纸杯。

除了额外的12克碧根果和法式酸奶油，将其他所有配料放入食物加工机中，加工至匀滑浓稠的糊状。

将糊均分，倒入纸杯里，烤18分钟，或烤至蛋糕膨胀，顶部变成微黄色。

将烤好的杯子蛋糕静置放凉，然后用一把茶匙给每个蛋糕依次倒入法式酸奶油，再各放一个碧根果作为装饰即可。

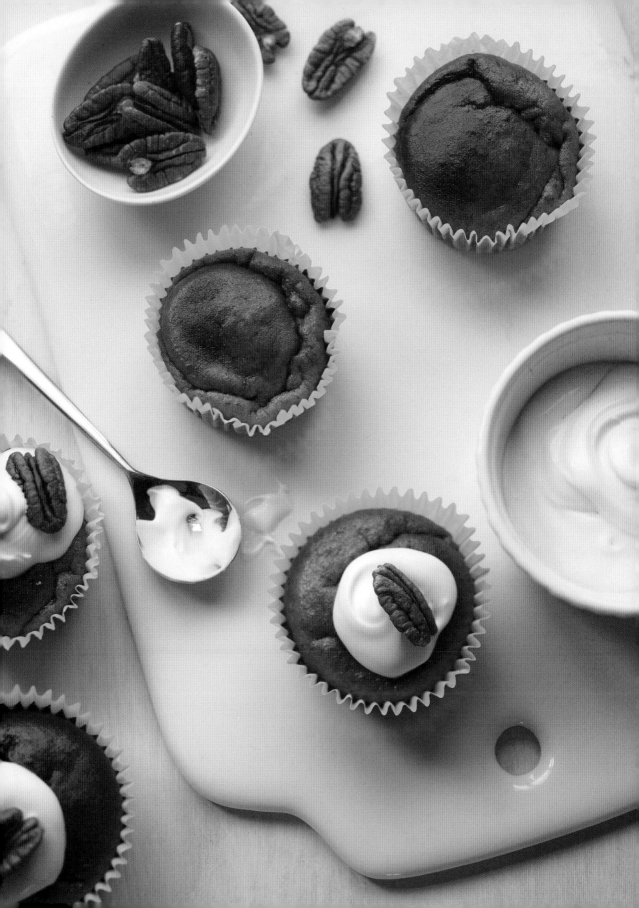

香蕉杏仁"山寨"冰淇淋

耗时较长的食谱

（制作过程很短，但需要
放入冰箱冷藏4个小时）

可提前制作

配料：

- 4根香蕉，剥皮，切成大
  小大致相同的块状
- 1汤匙杏仁奶油
- 50毫升杏仁奶
- 30克香草蛋白粉
- 烤过的杏仁片，搭配食用
  （可省略）

我个人非常喜爱冰淇淋，所以我想与你们分享这份更
为健康的"山寨"冰淇淋食谱。你也可以加入其他冰镇水
果，比如草莓或树莓，这样能使口感更加丰富。

制作方法：

取一只烤盘，在底部铺上一层防油纸，然后铺上一层
香蕉块。将烤盘放进冰箱，至少冷冻 4 个小时，或者冷
冻至香蕉块变硬。

将冻香蕉块放入食物加工机中，再加入杏仁奶油、杏
仁奶和蛋白粉，加工至质地匀滑。

这样，你的"山寨"冰淇淋就做好了，如果愿意加烤
杏仁片的话，撒在上面即可。

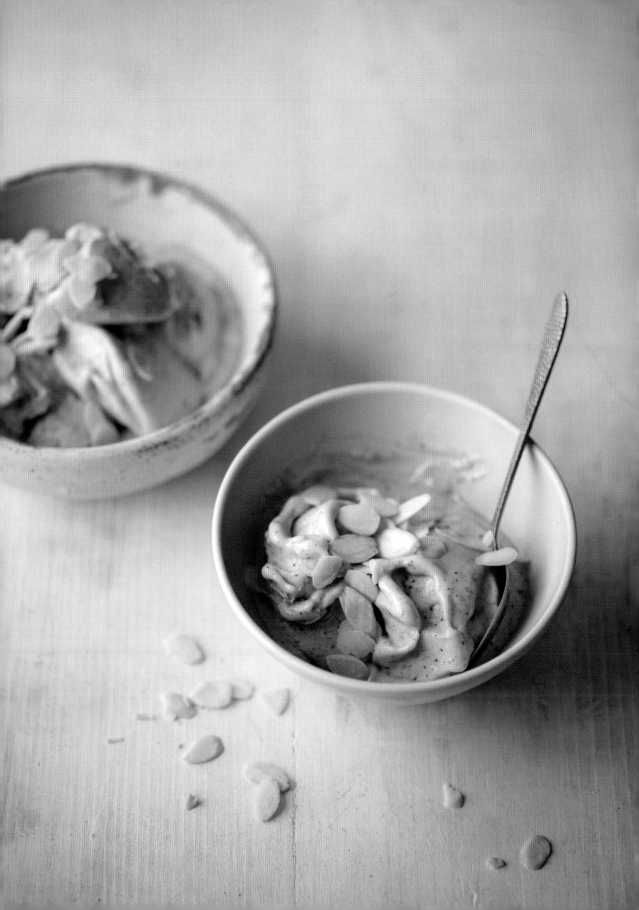

杏仁蛋白巧克力蛋糕

2/人份

耗时较长的食谱

可提前制作

配料:

- 120克去核的红枣
- 125克栗蓉
- 10克可可粉,再额外准备
  一点,最后撒在蛋糕上
- 100克杏仁粉
- 100克巧克力(可可含量
  为85%),融化
- 60克香草蛋白粉
- 4个鸡蛋
- 1个橙子的橙汁和磨碎的
  果皮屑

好吧,我无法装作这种蛋糕很健康,但是,每个人都有需要慰劳的时候,而这款蛋糕在慰劳你的同时,还营养丰富!巧克力里面的可可含量越高,对你的身体就越好——这里我采用的是可可含量为85%的巧克力。如果没有栗蓉,也可以用杏仁奶油代替。制作这款巧克力蛋糕需要30分钟的时间。

制作方法:

将你的烤箱预热至180℃(如果是带风扇的烤箱,预热至160℃,调至4档),放入一个直径为23厘米的圆形蛋糕盘,铺上烘焙纸。

取一只水壶,添水烧至沸腾。用150毫升沸水覆盖红枣,静置浸泡5分钟。

将泡好的红枣,连同泡枣的热水一起倒入食物加工机中,加工至匀滑。然后加入其他配料,加工至匀滑的糊状。

将加工好的糊倒入准备好的蛋糕盘中,放进烤箱,烤20分钟。蛋糕在烤箱加热时会膨胀,但拿出放凉后又会缩小。

将烤好的蛋糕从蛋糕盘里取出,撒上额外准备的可可粉。

去健身房来一场运动,之后你就可以心安理得地享受你的巧克力蛋糕了!

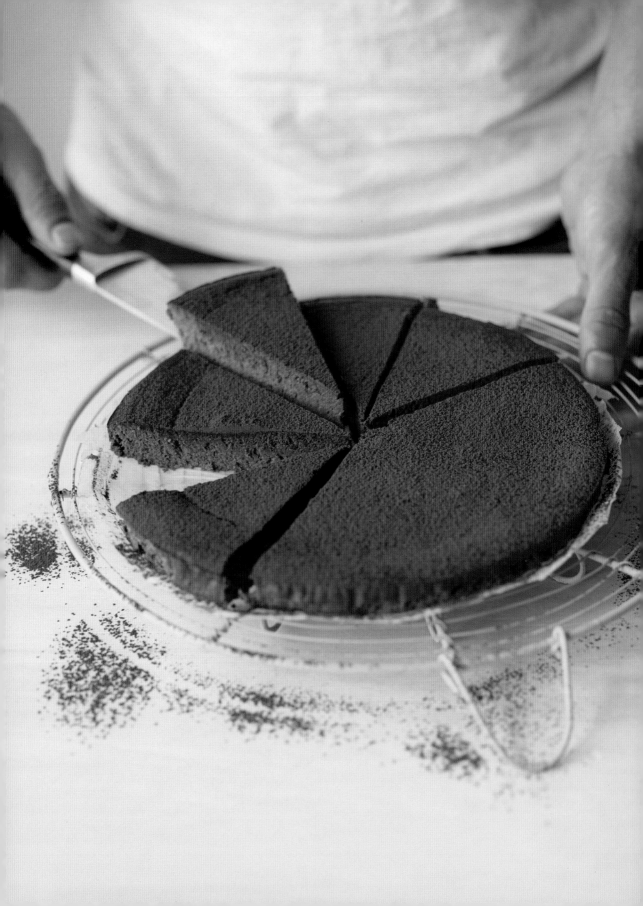

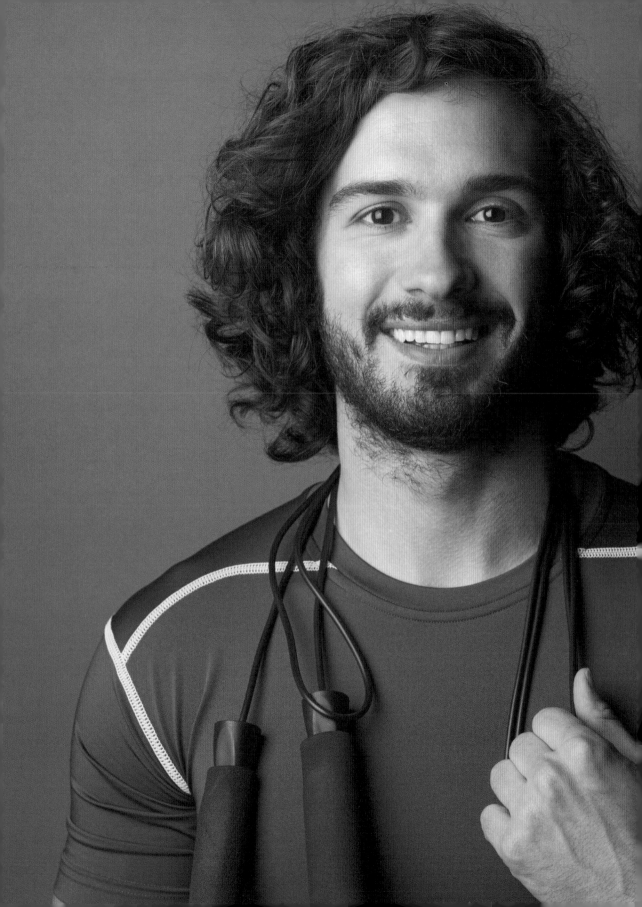

6

高强度间歇训练
教你燃脂增肌

高强度间歇训练（HIIT）

　　高强度间歇训练是燃烧脂肪最有效的训练方法之一。这种训练听起来或许有点可怕，但实际上并非如此，因为它是视你自身的健身水平和能力而定的。所有追随我进行90天SSS计划的人，无论年龄大小或者运动水平如何，都做了这种训练，而且还取得了不俗的成果。这种训练不仅能燃烧你的脂肪，还能大幅促进你的心脑血管健康，从而改善你的健康水平。每一次的训练都会很辛苦，但好在每次训练都能在20分钟以内完成，每完成一次训练，你都会产生极大的成就感。最终甩掉你身上的肥肉，那一刻，所做的一切努力都值了。

什么是高强度间歇训练？

　　高强度间歇训练就是在短时间内爆发出最大限度的力量，紧接着进入恢复阶段，进行低强度活动或者休息。例如，先进行20秒高强度训练，再休息40秒。重复这个步骤15～20分钟，就是这么简单。一切搞定，脂肪，拜拜！

　　就像我说的，它是视你自身的运动水平而定的，我们以跑步机为例：如果你是个新手，所谓的高强度间歇训练就可能仅仅只是坡度快走或慢跑；如果你是个健身达人，那么对你来说，高强度间歇训练就可能是一场快跑。高强度间歇训练的目的是，在高强度训练期间将你的心率提升至接近最高水平，然后在恢复阶段再让它平复下来。

诸如持续慢跑之类的低强度有氧运动，只在实际锻炼期间才会燃烧卡路里，而高强度间歇训练则不同，它能在锻炼之后多达 18 个小时的时间里继续燃烧卡路里。这被称为后燃效应，即你的身体正在辛勤运转，偿还高强度运动时机体的氧负债，并且再重新储存足够的氧，直至达到身体静止状态所需的氧量。这段时间内，你的新陈代谢率会提升，所以你的身体会燃烧更多的卡路里，从而燃烧更多的脂肪。你所做的训练强度越高，机体的氧负债就会越多，所以，训练时尽情"虐待"自己，越"虐"越好。先去找医生检查，看看自己有没有健康问题。如果在高强度间歇训练期间，你还有余裕交谈、发短信或者发微博，那么你的训练强度就没到位——所以，进入状态，保持专注，像个超级英雄一样放肆训练吧！

> 进入状态，保持专注，像个超级英雄一样放肆训练吧！

我是怎么做高强度间歇训练的？

高强度间歇训练的法则适用于任何有氧运动器械，比如跑步机、椭圆机、划船器或者室内健身脚踏车，也适用于重量训练，比如立卧撑跳、原地登山、跳绳或者快跑。

选择适合你且具有挑战性的一类运动或者多类运动组合进行训练。你可以每次都进行同样的高强度间歇训练，也可以做出改变。例如，第一天练习划船器，第二天练习椭圆机。只要你努力训练，且乐在其中，这些都不是问题。

热身环节

每次开始高强度间歇训练之前，都要做好适合此次训练的热身运动。比如，如果你要在跑步机上进行快跑训练，我建议你在开始前，先以快走或者慢跑进行热身。热身的目的是，让你的肌肉和关节为它们即将进行的训练做好准备。这一点至关重要，可以防止你受伤，也能保证你的训练达到最佳效果，所以，不要任性地省掉热身环节！

训练环节

做好了热身，你就可以开始进行高强度间歇训练了。我发现最为有效的训练法则是"练1歇2"，即你休息的时间控制在训练时间的两倍。这样你就能达到真正的训练效果，还能得到很好的休息。

例如

★训练 20 秒

★休息 40 秒

或者

　　★训练 30 秒

　　★休息 45 秒或 60 秒

　　气力必须都花在训练时间里，所以，要选择最适合你自己的时间安排。在休息时间，你可以将动作慢下来，也可以直接停止动作。你要重复进行动作 15 ～ 20 分钟。这点时间看似不多，但请相信我，这点时间绝对足够你创造一个能量"赤字"。而且，如果你能摄入适合的常量营养素来为身体补充能量，你就会看到身体的变化。记住一点，过度训练是不必要的，不要陷入其中无法自拔，每天两次高强度间歇训练的做法是不可取的。这样对你的减肥大计有百害而无一利。一次训练做对了，你就不会想要再做第二次！

　　这里为你准备了两种训练计划，可以在家尝试。我的建议是，这两种训练计划每周都要各做两次（即每周总共四次），如果你愿意的话，可以额外再加一次高强度间歇训练。

> 一次训练做对了，你就不会想要再做第二次！

训练计划1：高强度间歇有氧训练

本计划包括3组重量训练动作，能保证提升你的心率，燃烧你的脂肪。无需任何设备，只需一个小小的空间即可。所以，你可以在自家花园或者客厅里训练。

1. 高抬腿跑
2. 原地登山
3. 立卧撑跳

1.
20秒高抬腿跑
40秒休息

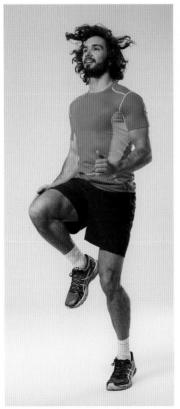
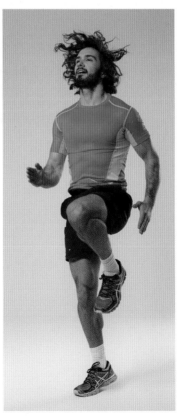

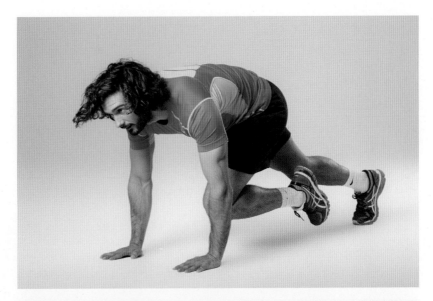

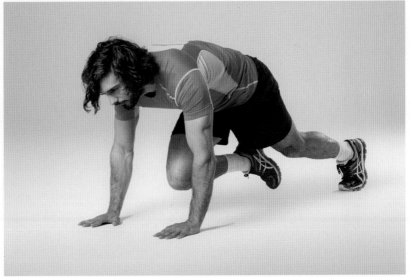

2.
20秒原地登山
40秒休息

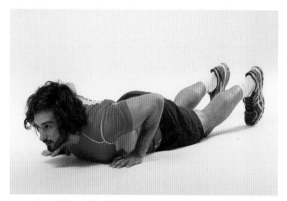

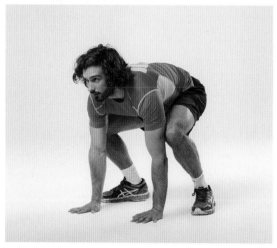

3.
20秒立卧撑跳
40秒休息

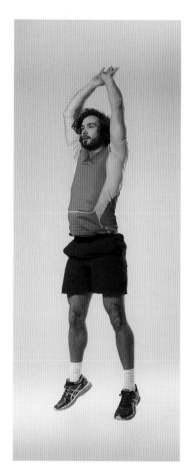

　　将以上3组动作重复进行5次，总共训练时长为15分钟。如果你觉得这样对你来说太简单了，那就将每组动作改为训练30秒，休息30秒。

舒缓放松

　　训练过后的舒缓放松对你的肌肉和关节来说至关重要。进行一段慢走或者慢速蹬脚踏车，让你的心率逐渐恢复平缓状态。静态拉伸或泡沫轴有助于减缓你的肌肉酸痛。头几次训练之后，你可能会经历延迟性肌肉酸痛（DOMS）。这种现象完全正常，会持续24～72小时。不必担心，酸痛感会自动消失的。这只是身体的一种反应方式，让你知道你做了刻苦的训练，而且，它还会让你变强变瘦，以此作为奖励。

应该何时训练?

　　高强度间歇有氧训练在任何时间点都是有效的，所以一般来说，我会建议你选择在自己精力最旺盛的时候训练。可以是早晨上班之前或者晚上。记住，这也是第4章中所列的锻炼后补充能量的碳水化合物食谱的进餐时间。

应该多久训练一次?

　　如果想要达到最佳训练效果，你应该保持每周4天或5天的训练频率。如果你做不到这么多，也不必介怀，只需尽力而为，且形成良好习惯。注意，在休息日，你的三餐都要进食低碳水化合物食谱（见本书第3章）。所以，如果你渴望享受一份碳水化合物食谱，那就需要找个时间进行一次快速的高强度间歇训练才行。

　　祝你训练顺利。记着要给自己施压，每周都要有进步目标：可以是在跑步机上每周都比上周加快0.5千米／小时的速度，也可以是每周将你的哑铃增加1千克的重量。有进步才有力量，你终究会赢得一副健壮苗条的好身材。要有耐心，有恒心。罗马不是一天建成的。

> 要有耐心，有恒心

训练计划2：高强度间歇阻力训练

这是一个全身性的训练计划，比高强度间歇有氧训练花费的时间略长，因为这种训练计划不只是为了提升你的心率，还要利用阻力训练增加你的肌肉。肌肉增加了，你的新陈代谢率就会提高，这意味着你能燃烧更多的脂肪，还能享受更多的美食。

一对用来做阻力训练的哑铃和一张运动垫子，就是你要为这个训练计划准备的全部装备。如果你是新手的话，先从轻量哑铃开始练习，等你变得更加强壮，再逐渐增加重量级。你需要循环训练以下动作，在30秒内重复尽可能多次。一组训练过后，你需要休息45秒，再开始下一组。等你变得更瘦更强，就可以将休息时长缩短为30秒，或者将总循环次数增加至5次。

1.俯卧撑哑铃划船

2.哑铃深蹲

3.哑铃推举

4.哑铃弓步蹲

5.哑铃臂弯举

1.
30秒俯卧撑
哑铃划船

45秒休息

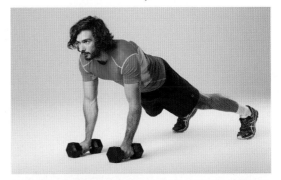

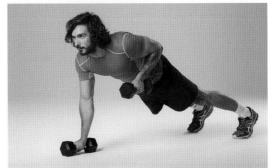

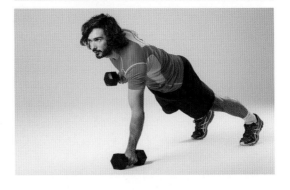

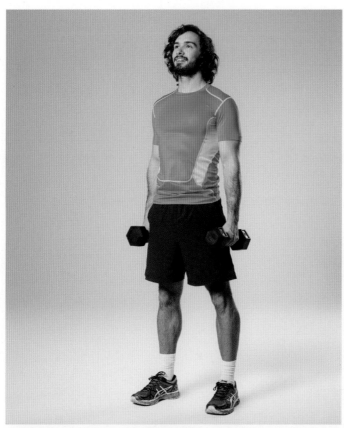

2.
30秒哑铃深蹲
45秒休息

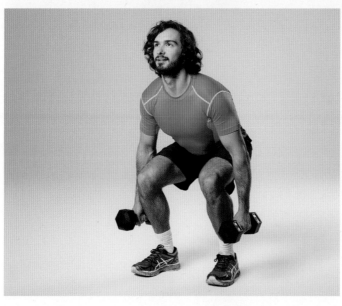

3.

30秒哑铃推举
45秒休息

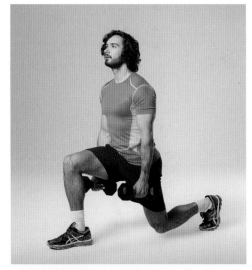

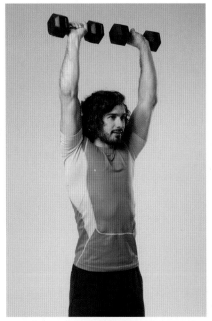

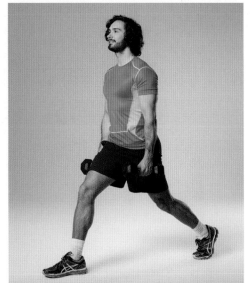

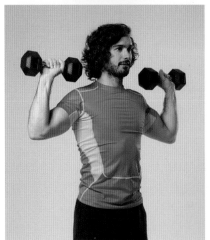

4.

30秒哑铃弓步蹲
45秒休息

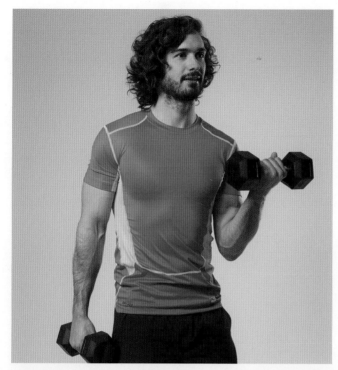

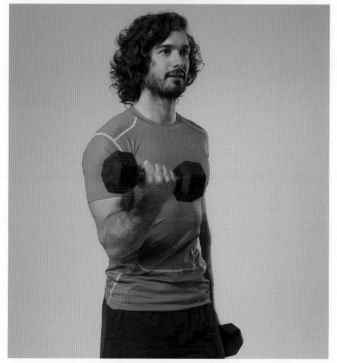

5.

30秒哑铃臂弯举

45秒休息

将以上 5 组动作重复 3~5 次，根据你的运动水平调整（总共大约 30 分钟）。

成果：学员瘦身成功案例

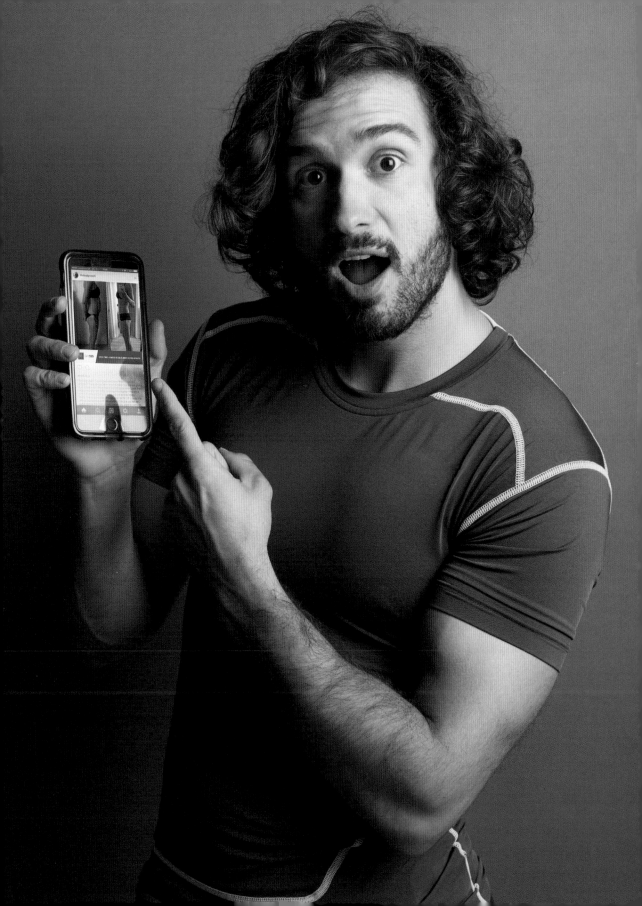

瘦身成功案例

对我来说，创立 90 天 SSS 计划最令人欣慰的是看到我的学员们不可思议的转变，还有阅读他们的逆袭感言。我将他们称为我的瘦身大赢家——虽然我与他们从未真正见过面，我还是为他们所有人感到无比骄傲。不是每个人都愿意在网络上分享他们的瘦身故事，愿意分享的人中，大多数也希望能够匿名，但是他们瘦身前后的对比照片真的能给人们巨大的鼓舞。我在 Instagram 上面晒出的日常变化是这么多人加入到这个计划中来的原因之一。

没有什么能比看到不同年龄、不同身材、不同胖瘦的人们达成他们的目标更令人振奋的了。他们之中，有很多人曾经与肥胖奋战节食数年之久，但是 90 天 SSS 计划彻底改变了他们的身材，也终结了他们与食物之间的纷纷扰扰。我教会了人们减肥，改善了他们的健康，提高了他们的自信，每每想到此处，我就会更有动力，继续努力去帮助更多的人。我的计划并不单单只是能够减肥，它还帮助过被肠易激综合症（IBS）、糖尿病、甲状腺功能低下、多囊卵巢综合征（PCOS）以及其他身体健康问题困扰的人们，改善了他们的生活方式。

关于我的瘦身英雄以及他们的变化，我能写满一整本书，但是很遗憾，在这里我只能列出其中一部分。如果想要了解更多瘦身成功案例，可以登陆网址 thebodycoach.co.uk，点击进入 Transformations 板块，在那里你会看到成千上万励志的人们，他们正在赢得属于自己的小小成功，变得越来越健康，越来越强壮。

本书中所列出的只是一小部分学员的改变（出于隐私保护，我并未给出他们的容貌或姓名），在这里我分别展示了一些进行了 4 周、8 周和 12 周计划后的学员变化，让大家能够更好地了解阶段性成果。

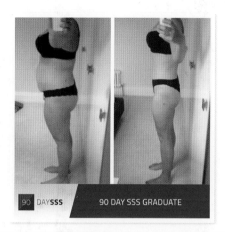

"90天SSS计划改变了我的人生。这个计划带给我的收获是无价的，我再怎么推崇这个计划都不为过！最终，我能够很好地控制我的饮食和训练。我喜欢健身房，我喜欢健康营养餐带给我的饱腹感和满足感。我感到无比地自豪，今天晚上我会奖励自己一份小吃来庆祝，之后再重新进入正轨，明天早上回到健身房继续奋斗！！！这就是现在的我：苗条，健康，快乐。"

—— Sarah

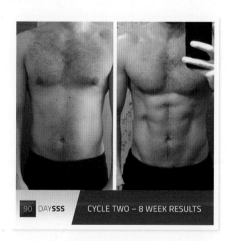

"简直不敢相信有这么多食谱！我花了一段时间之后才能适应，但掌握窍门之后，制作这些美食就变成了小菜一碟。我的体型还在向着更好的方向改变，对此我很开心。我比以前健壮多了，感觉很棒！"

—— Jason

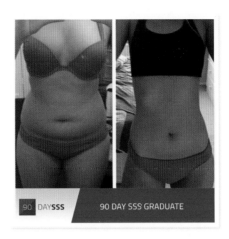

> "我无法相信我的90天SSS计划已经结束了，它已经完全成为过去式。轻描淡写的一句'我很开心取得了现在的进步'完全不足以表达我的心情！去年年底我还处在人生的低谷，我厌恶我的身材，厌恶我的样子，终于我下定决心要为此做出改变。进行到第三阶段时，生活上有些不顺利，所以我没能百分之百按照计划的要求去做，但我总会在第二天做一次极其刻苦的高强度间歇训练来做出弥补。我所有的训练都是在家里做的，所以真的没有借口不做！90天SSS计划，感谢你给了我从未有过的自信。"
>
> —— Kerry

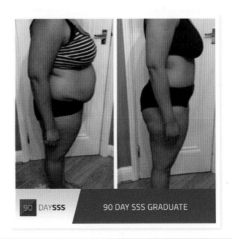

> "我很庆幸我做出了联系乔·威克斯的决定。他真的改变了我的人生。生完孩子后，我真的失去了所有的自信心，但自从我

加入了90天SSS计划，不只自信心增加了十倍，还让我有勇气去做了我一生中从来没有敢去尝试的事情。因为我的身体变好了，我与身边人们的关系也更加融洽，跟我的孩子们玩耍也不会感到疲惫了。我也有了继续坚持下去的动力。乔·威克斯对我的帮助是巨大的，还有社交媒体上一起按照这个计划减肥的伙伴们对我说的那些充满善意的话语。他传授给别人的关于健康脂肪和身材形象的知识非常重要，不管你是想要减肥、增肥还是只想身体健康——乔·威克斯的计划是一种生活方式，而计划背后包含的能量和热情让人不自觉地想去追随。我再也用不到体重秤，甚至都把它收起来了。乔，真的感谢你！"

—— Jihan

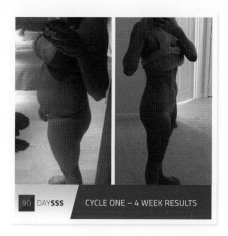

"看到我一个朋友的巨大变化之后，我也加入了90天SSS计划。我尝试过你所能想象到的任何形式的节食，但是从来没有像这次跟随健身教练减肥一样取得那么显著的效果。我真的真的非常喜欢美食，喜欢多吃，所以每次尝试节食，我都饱受饥饿，拼命压抑食欲。但这次不同，真的难以置信，吃那么多，竟然还能减肥，以前我一直认为吃得越少，才能减得越多。训练计划非常艰苦，但是每次训练只需要25分钟左右，所以坚持下来还是很容易的。第一阶段时，我喜欢在家里训练，跟着YouTube上面的视频练习，或者利用间隔计时器软件进行。这样，25分钟之后我就完成了训练，就可以享受我的美食了！"

—— Sophie

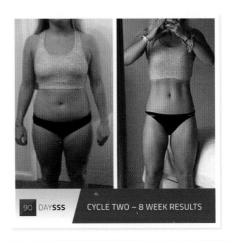

> "训练计划真的赞爆了——我喜欢在做高强度间歇训练时再加上重量训练，我每周都能感觉到自己的身体变得越来越强壮。复活节假期期间有几次晚上喝了酒，出去玩了5天，所以没能坚持按照计划饮食，尽管如此，老实说，在训练上我可没有偷过一次懒！"
>
> —— Sarah

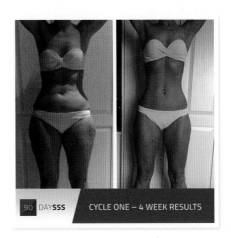

> "在Instagram上面看到那些不可思议的对比照后，我立刻就加入了这个计划，开始跟随乔·威克斯瘦身。数年来，我已经尝试过太多低卡路里的节食方法，我一直对我的身材耿耿于怀，特别是我那树干一般粗壮的双腿，我还一直痴迷于乔·威克斯所说的'恼人的步骤'——称体重！看到我自己的前后对比照后，我感到非常震惊，'树干腿'终于开始缩水了。我从没想过我的腿

型能有如此变化，因为我一直以为，我天生就是个粗腿女孩，不管我做什么样的运动，或者吃什么样的低卡路里食物，我的腿型都不会改变！考虑到我过去每天都要称体重，看到我现在的照片后，我就觉得很神奇，我还是一如既往地每天称体重，但我的身材已经发生了翻天覆地的变化，比以前小了整整10英寸的尺码。当然，我再也不会被这个'恼人的步骤'所困扰！我确实也有过几天的懈怠，但我百分之百坚持做了高强度间歇训练，我真的很享受这个训练过程，已经迫不及待想要尝试第二阶段的重量训练了！"

—— Rhonda

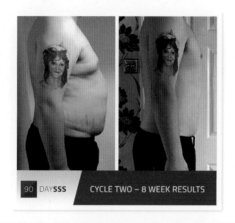

"几个月以来，甚至几年以来，我从未考虑过应该吃什么、不应该吃什么。不仅如此，我还从不运动，年龄也渐渐大了，我的身体状况给我敲响了警钟。去年圣诞节前后，我打量着镜子里的自己，才发觉到我真的应该做出改变了。我有一个朋友很喜欢乔·威克斯的一段视频，从他那里了解到乔，完全是出于一次偶然。之后我做了进一步的了解，非常喜欢乔在传授健身和营养学知识时那种幽默的方式。他的幽默，再加上那么多学员的成果摆在眼前，终于让我决定一试，加入了90天SSS计划。没有任何健身经验，最初几个星期的高强度间歇训练着实让我抓狂——我知道会是这样——但我自己决心要坚持下去，而且来自健身教练团队的支持也给了我很大的鼓励。很快，我就发觉自己喜欢上了早晨6点像野兽一般挥汗如雨的感觉……这很奇怪，我知道！第二阶段加入了重量训练，我很不适应，因为我从来没有尝试过！备餐是绝对的重中之重。周日我会花费2个小时左右的时间在厨房里忙活，这让我得以消磨周末的时光。"

——丹尼（Danny）

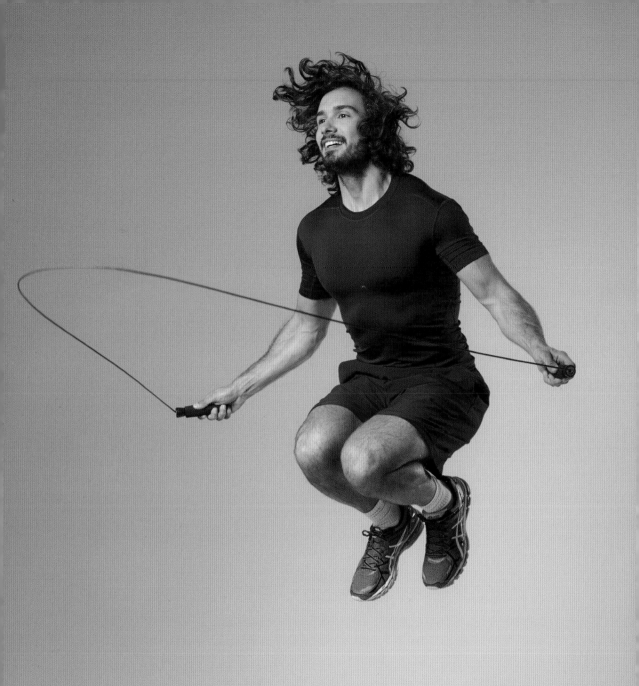

我的一周

　　将我的一周标准饮食展示给你们，我认为会有所助益，能让你们对自己的计划制定有个大致的概念。你们会发现，我一周之内有时会重复吃同样的食物，因为我喜欢批量制作，将多出的食物放在冰箱里面冷藏，等我忙的时候再拿出来应急。这样真的很有帮助，让我保持良好的习惯，这样我就不太可能再吃垃圾食品，因为我知道现成的美食正在家里等着我。

　　你们还会发现，训练之后，我通常会马上补充一杯加了蜂蜜的蛋白奶昔。锻炼后，葡萄糖会提升我的血糖水平，进而促进胰岛素的分泌，然后将蛋白质输送到我的肌肉，开始修复它们。而我将蛋白奶昔作为零食的时候，就不会加蜂蜜，只是将一勺蛋白粉与一些冰块和水混合即可。

　　我通常都是在训练结束大约一个小时之后进食锻炼后补充能量的食物，但你也可以跟随自己的意愿早一点或者晚一点进食。不管你的训练时间多早或多晚，你必须在训练后选择一份补充能量的碳水化合物食谱。这时，你的肌肉非常需要补充糖原和蛋白质来建立和修复肌肉组织。

　　看到我早餐吃汉堡或者炒菜，你可能会觉得我很奇怪，但是我给我的身体补充的正是它燃烧脂肪和建立肌肉所需要的。一旦你开始跨越了早餐必吃谷物的桎梏，接受了早餐吃得就像晚餐一样的思想，你很快就会适应这种做法。早晨九点，当你拿出一份炒鸡肉，你的同事可能会认为你一定是疯了，而他们都在吃糖分高的谷物、身体正在囤积脂肪的时候，你却在燃烧脂肪，你才是赢家。

　　最重要的是，要让你的饮食计划适合你的生活方式，所以制定计划时可以根据自己的情况灵活处理。只要你在每天的某一时间按时定量进食三餐和 2 份零食，你就一定能燃烧脂肪，增加肌肉。

乔式蛋白奶昔

30克香草蛋白粉
15克蜂蜜
100克嫩菠菜叶
1把冰块

制作方法：

将所有配料扔进搅拌机，再加入适量水，搅拌至匀滑即可。

	星期一	星期二	星期三	星期四	星期五	星期六	星期日
训练：上午	7点 高强度间歇有氧训练		7点 高强度间歇阻力训练		7点 高强度间歇阻力训练	休息日	休息日
训练后	乔式蛋白奶昔		乔式蛋白奶昔		乔式蛋白奶昔		
第一餐	百吉饼汉堡	水煮鲑鱼拌培根	蛋白质薄煎饼	煎"迷你树"和芦笋配荷包蛋	坏小子卷饼	煎"迷你树"和芦笋配荷包蛋	低碳肉桂燕麦粥
零食	30克坚果	苹果	牛油果、牧场酱、蘸芹菜	75克蓝莓	浓情香草奶油芝士酱配芹菜	奶油风味牛排配菠菜	蛋白奶昔
第二餐	羔羊肉配希腊式沙拉	菲达奶酪火鸡丸	果阿咖喱鱼	亚洲鸭肉沙拉	火鸡肉末生菜船	乔式鸡肉派	泰式绿咖喱鸡
零食	蛋白奶昔	金枪鱼西葫芦油煎饼	30克坚果	蛋白奶昔	30克坚果	浓情香草奶油芝士酱配芹菜	蛋白质薄煎饼
训练：下午		6点 高强度间歇有氧训练		6点 高强度间歇有氧训练		休息日	休息日
训练后		乔式蛋白奶昔		乔式蛋白奶昔			
第三餐	照烧鲑鱼西葫芦丝面	泰式炒牛肉	花椰菜、豌豆印度奶酪配海鲈鱼	应急咖喱炒饭	乔式鸡肉派	外出就餐*	羔羊肉配希腊式沙拉

*外出就餐也要保持健康

　　在这个世界上，我最喜欢做的事情之一就是跟亲朋好友一起出去吃饭。提起这种"作弊"餐，我有一个简单的理念。如果我预先知道要出去大吃一顿，那我就会提前准备，做20分钟的高强度间歇训练，这样我就可以尽情享受这些额外的碳水化合物和小吃来作为我补充能量的一餐。如果我没提前训练就出去吃东西了，那我就会倾向于脂肪和蛋白质类食物，而远离碳水化合物，选择一些像烤牛排或者烤鱼搭配很多蔬菜和橄榄油的食物。这样一种小小的选择性饮食真的会大有不同，随着时间的推移，它会让你保持住身材。

	星期一	星期二	星期三	星期四	星期五	星期六	星期日
训练：上午							
训练后							
第一餐							
零食							
第二餐							
零食							
训练：下午							
训练后							
第三餐							

用这张空白表格来制作属于你自己的一周饮食和训练计划。

像总裁一样霸气地备餐

　　我希望你们也能像我一样大爱本书中所列的那些美食，也希望你们能得到鼓舞，开始多多下厨，像总裁一样霸气地备餐，这样你就能够收获你想要的健康身体。只需记住，甩掉脂肪需要时间、付出以及坚持。如果你能够做到这些，你就会拥有好身材。只要坚持努力训练，养成按照 15 分钟轻松瘦的方式饮食的良好习惯。

瘦身英雄

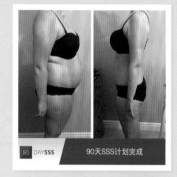
90天SSS计划完成

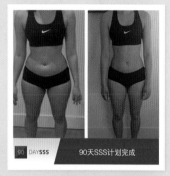
90天SSS计划完成

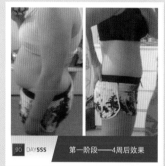
第一阶段——4周后效果

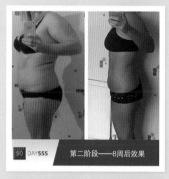
第二阶段——8周后效果

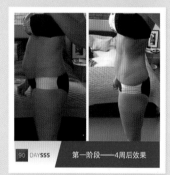
第一阶段——4周后效果

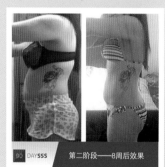
第二阶段——8周后效果

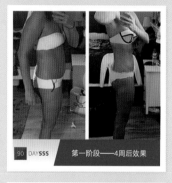
第一阶段——4周后效果

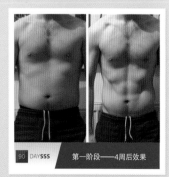
第一阶段——4周后效果

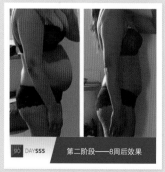
第二阶段——8周后效果

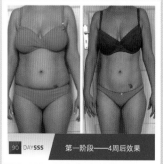
第一阶段——4周后效果

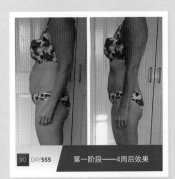
90 DAYSSS 第一阶段——4周后效果

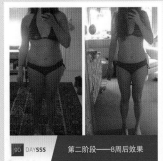
90 DAYSSS 第二阶段——8周后效果

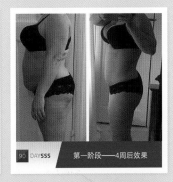
90 DAYSSS 第一阶段——4周后效果

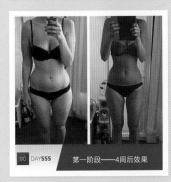
90 DAYSSS 第一阶段——4周后效果

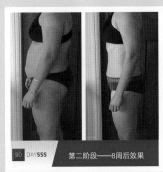
90 DAYSSS 第二阶段——8周后效果

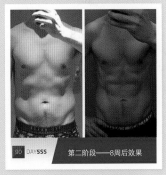
90 DAYSSS 第二阶段——8周后效果

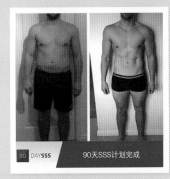
90 DAYSSS 90天SSS计划完成

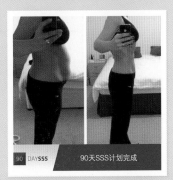
90 DAYSSS 90天SSS计划完成

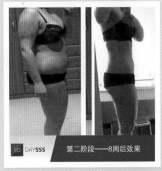
90 DAYSSS 第二阶段——8周后效果

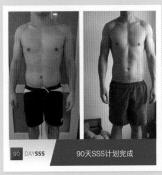
90 DAYSSS 90天SSS计划完成

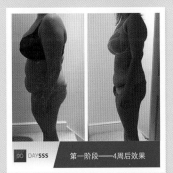
90 DAYSSS 第一阶段——4周后效果

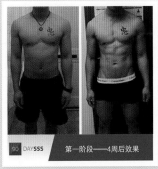
90 DAYSSS 第一阶段——4周后效果

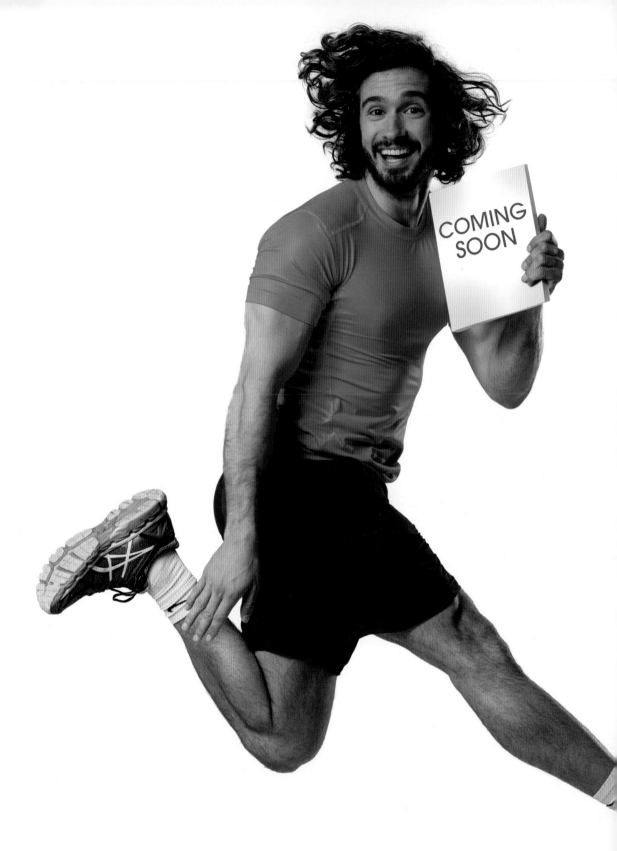

鸣　谢

　　首先，我要感谢完成我的 90 天 SSS 计划的每一个人，感谢在社交媒体上关注我的每一个人。因为你们，我才得以创建起一个粉丝团，让我的经验得以广泛传播，也让我得到契机有幸出版这本书。如果没有你们，我可能只会整天待在厨房里，对着我的"迷你树"自说自话，所以，感谢你们对我的支持，并且将我的视频分享给更多的人。

　　我还要感谢我所有的朋友和家人，感谢他们喜欢并且支持我的理想。

　　接下来，我的《15 分钟轻松瘦》第二弹——"塑形计划"也即将跟大家见面，敬请期待。

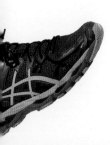

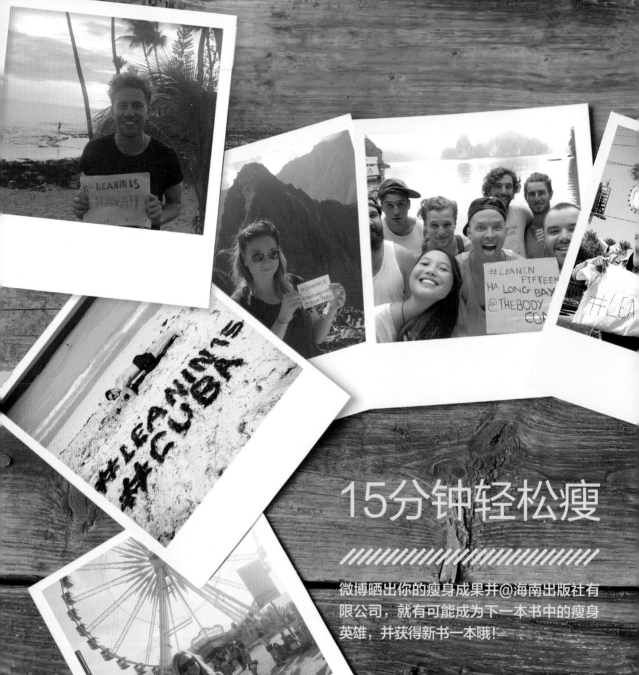

15分钟轻松瘦

//////////////////////////////

微博晒出你的瘦身成果并@海南出版社有限公司，就有可能成为下一本书中的瘦身英雄，并获得新书一本哦！

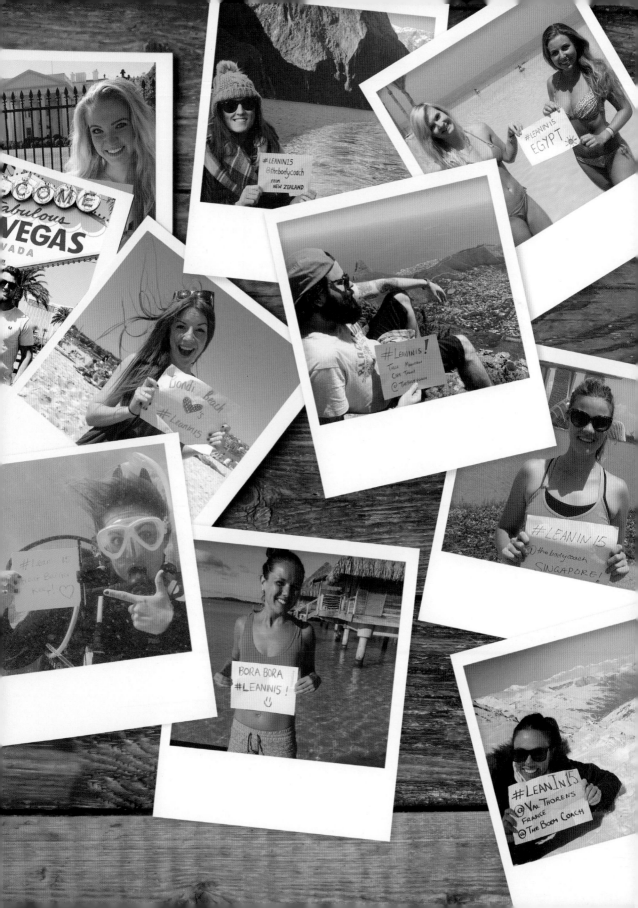